# 千金翼方と傷寒論

山田光胤 著

たにぐち書店

# はじめに——

山田 光胤

今の医療は、当然乍ら現代医学に依る治療だ。だがその他に、漢方医療があり、漢方薬のエキス製剤が、百種類近く健康保険適用になって使われている。

そのエキス剤は、古方派、後世派、本朝経験方の薬方に分類されるが、古方派の方剤が大部分である。

古方派は、傷寒論記載の方剤を運用する。

傷寒論は、中国後漢の時代（28～220）末期の人、張仲景の編纂した書で、これが、移入された日本で、特に江戸期の先人医師達が、深く研究、研鑽して運用し、その方法論を今に伝えてくれた。これが今の漢方医療となった。

中国でその後、唐の時代（618～907）に孫《そん》思《し》邈《ばく》が、千金方と千金翼方を著して、この後者に傷寒病を論じた。

傷寒とは、発熱性疾患（一部感染症）で、無熱の病症の雑病と対応する、中国古代の病症区分をいう。

傷寒論は、傷寒治療の方法を論じた書であり、その疾病治療の方則は、雑病にも応用され、いわば万病治療の方法論といえる。（筆者は今、後世方の処方剤でも、傷寒論の治療原則に従って運用している。そして傷寒論とは親炙があり、屡々熟読している。）

近来、千金翼方を思いついて読んだ。そして、傷寒論と対比してみた。その結末をここに著すことにした。

［目次］

# 千金翼方と傷寒論

# 千金翼方・傷寒上（1）　巻第九 1

## 序　論

論に曰く、傷寒の熱病は古自《いにしえよ》り之有り。名賢、濬哲（大漢和辞典には濬の字無し。有るのは濬卿《しゅんけい》・濾宗哲《ろそうてつ》・明の人、と）、防御する所多し。仲景に於て特に神功有り。旨（旨《し》）趣を尋ね思うに、測れる莫《な》し。其の致す所は、以て、医人未だ鑽仰する能わず。嘗て大医傷寒を療すに、惟大青知母等、諸の冷物を之に投じ、仲景の本意と相反する湯薬を行《あた》うと雖も、百に一の効も無きなり。以下略。

# 太陽病　桂枝湯を用いる法　第

小字・伍拾柒証　方伍首

**文初。論に曰く、傷寒与《と》痓病、湿病及び熱暍は相濫《かん》す（類似する）故、叙して之を論ず。**

［コメント］　傷寒論は、痓湿暍を、傷寒と類似する病症として、一篇にまとめ、本論の三陰三陽病の前に論じている。

千金翼方も同じである。

痓湿暍の篇は、傷寒論で本論の前で論じているのに、従来の傷寒論研究の先人達は、痓湿暍は雑病の類であるとして、傷寒論ではなく、金匱要略で論じている。その課題を、唯一人（と思う）、後藤慕庵が、傷寒論折義で論じ、解説している。

筍庵は、慕庵翁の説を参考にして、千金翼方の痓湿暍篇を読んで行く。

傷寒論は、主として康平傷寒論（康平本、傷と略称）に従う。必要により宋版傷寒論（宋本と略称）と照合する。

**一条・太陽病、発熱し、汗無く而《し》て、悪寒するは、是れを剛痓となす。**

［コメント］ ㊙の一条に相当する。太陽病の病症で、これが悪風ならば葛根湯の証であるが、悪寒になる（さむけが強い）のは剛痓であるという。剛痓は痓病の重症である。慕庵翁は、「痓は急性激症で、経絡も筋肉も傷《やぶ》られるから後弓反張（角弓反張）を起す。

傷寒は病邪の深浅により悪風になったり悪寒になったりするが、痓病は筋脈まで傷られるから緩急軽重の差はあっても悪風はせず悪寒になる」という。破傷風と単なる熱性痙攣の差異であろうか。

**二条・太陽病、発熱し、汗出《い》で而《て》悪寒せざるは、是れ柔痓となす。**小字悪寒す。

［コメント］ ㊙の二条に相当する。発熱し汗が出るのは邪が筋脈を侵している。しかし表を閉塞してはいないので悪寒しないのである。そして、強頸反張（角弓反張）が甚劇でないものを柔痓と曰うのであると論じている。

科学的には、病原力が穏やかで、症状が緩和な場合をいうもので、一般的な熱性痙攣などであろうか。

## 三条・太陽病、発熱し、其の脈沈細、是れを痓となす。

［コメント］ 金匱の此の条には、〝此の脈は難治となす〟とある。傷寒論は、288条「少陰病、脈細沈数、病裏に在りとなす。汗を発すべからず」303条「少陰病、脈微細沈、但だ臥んと欲し、汗出でず煩す。自ら吐せんと欲し、五六日に至る。自ら利し、復煩躁す。臥寝を得ざる者は死す」（何れも十三字詰）とある。

脈では少陰病である。

千金翼は、同様な脈で、太陽病に似た痓病を論じている。

## 四条・太陽病、其の汗を発し、因って痓を致す。

［コメント］ ㊕傷の痓湿暍篇の四条に相当する。㊕傷は、「汗を発すること太《はなはだ》多く痓を致す」とあり、発汗過多で、津液血（液）を損耗して痓に至った論である。太陽病に似た痓病を論じた

のである。（科学的には、発汗ではなく、細菌感染による破傷風であろう。）

**五条・病者、身熱し、足寒え、※1頸項強ばり、悪寒し、時に頭熱し面赤く、目脈赤く、独り頭搖《ゆる》ぐ。※2是れを痓となす。**

［コメント］ 本条は、（傷）の五条に相当する。※1は、〝頸項強急〟とあり、※2は〝痓病也〟とある。僅かな文言の差異である。

**六条・太陽病に而《し》て、関節疼煩し、其の※1脈沈緩なるを※2中湿となす。**

［コメント］ （傷）の六条に相当するが、※1は、〝脈沈に而《し》て細〟であり、※2は〝中湿と名づける〟である。

脈沈細は、陰虚寒証で、関節疼煩は太陽病ではなく少陰病である。脈はむしろ千金翼が正しいか。

**七条・病者、一身盡く疼煩、日晡即劇し。此れ風湿となす。汗出でて致す所也。**

**[コメント]** ㊝の八条に〝湿家の病たる、一身盡く痛み〟とあり、一七七条（太陽病下篇）に、〝風湿相搏《あいうち》、骨節疼煩、掣痛、屈伸するを得ず云々甘草附子湯之を主る〟とあるのに近似するが、別の論であろう。

**八条・湿家の病たる、一身盡《ことごと》く疼み、発熱し、而て身色熏黄に似たる也。**

**[コメント]** 本条は、㊝の、八条に相当する。

㊝には又、二六三条に、傷寒七八日、身黄橘子色の如く小便不利、腹微満する者《は》、茵蔯蒿之を主る。）とあり、二八二条に〝傷寒脉浮而《にして》緩、手足自《おのずから》温者《なるは》、繋《かかり》て太陰に在り、当に身黄を発す云々〟ともある。

**九条・湿家の病たる、其の人但頭汗出で、而して背強ばり、被覆を得んと欲す。若し之を下すこと早くば即減ず、或は胸満、小便利し、舌上胎の如し。此れ丹**

田に熱有り、胸上に寒有りとなす。渇して飲まんと欲するも則ち飲むこと能わず而《し》て口燥く也。

［コメント］　本条は、(傷)の九条にほぼ相当する。何れも、論旨がよく分らない。

# 千金翼方・傷寒上（2） 巻第九 2

十条・湿家、之を下し、額上汗出で、微喘し、小便利す者は死す。下利止まざる者も亦病す。

［コメント］ ㊎傷の十条十三字詁に相当する。㊎傷の厥陰病篇三四八条十三字詁に〝傷寒、発熱、下利甚きに至り止まざる者は死す〃とある。その他の条に〝死す〃という予後が数条有る。何れも十三字詁の後人の註である。千金翼の論も同様であろう。

十一条・問うて曰く、病、風湿相搏《うち》、身体疼痛す。法当に汗出だして解すに、天陰雨の溜下に値《あ》いて止まず。※1 医に云う、※2 此れ汗を発すべきに而《しか》も病愈えざる者は、何の故ぞと。

答えて曰く、其れ汗を発するに、汗大《おお》いに出ずる者《は》、但風気去るも湿気は続く、是れ故に愈えざること在り。※3若し、風湿を治さんとするには、其れ汗を発すこと微微とし、汗出ずるに似たる者は、則ち、風湿倶に去る也。

[コメント]　本条は、(傷)の痓湿暍篇十一条十三字詰と十二条十四字詰に相当する。（康平本は二条に分れるが、宋本は一条になっている）、※1は傍註で〝天の陰雨に値《あ》いて未だ止まず〟とあり※2は〝医曰く、此れ汗す可《べ》し、之を汗するに病愈えざるは何ぜか〟となっている。※3後註であるが発汗方の骨子をのべているものである。

十二条・病人※1、喘し、頭《かしら》痛み、鼻塞《ふさが》り、而して煩す。其の脈大。自《みず》ら能《よ》く飲食するは、腹中独り和し病無し。※2病、頭に在れば、寒湿中《あた》る故に鼻窒《ふさが》る。薬を鼻中に内《い》れば即愈ゆ。

[コメント]　本条は、(傷)の十二条に相当する。※1、※2は〝湿家病みて、身上疼痛し、発熱し、面黄〟とあり、その後に〝而て喘し、頭痛み、鼻塞り而《て》煩す。其の脈大、自から能く飲食し、腹中和し、病無くば、薬を鼻中に内《い》れれば則ち愈ゆ〟とある。

本条と次の条との間に、(傷)には次の十四条がある。〃病者一身盡痛み、発熱日晡所劇《はげしき》者《は》、此れ風湿と名づく。嵌註・此病、汗出で風に当るに於て傷られ、或は久く冷を取り傷られて致す所也。〃と。千金翼は省畧である。

**十三条・太陽の中熱は暍是れなり。其の人、汗出で、悪寒し、身熱し、而《しかうし》て渇するなり。**

［コメント］ 本条は、(傷)の十五条に相当する。

中熱は暍であるというその暍は、大漢和辞典には〃あつさあたり〃とある。熱中症と考えられる。

**十四条・太陽の中暍、身熱し、疼み重く而《し》て脈微弱、此れ※、夏月に冷水に傷らるるを以て、水皮膚中を行《めぐ》る也。**

［コメント］ 本条は、(傷)の十六条と同じ文言である。※は嵌註で〃此れも亦、夏月に冷水に傷らるるを以て、水皮中を行り、致す所也〃とほぼ同文である。

十五条・太陽の中暍、発熱、悪寒、身重く而《し》て疼痛、其の脈弦細芤遅、小便已《おわっ》て洗然、手足逆冷、小しく労有れば熱す。口前開ければ板歯燥く。若し其れ、汗を発せば悪寒則ち甚だし。温針を加えれば発熱甚だし。数《しばしば》之を下せば淋復《また》甚だし。

［コメント］　本条は、前半は㊫の十七条に相当する。※1は脈弦細で芤遅とは無い。※2は〝酒々《さいさい》然、毛聳《そばたち》〟とあり、※3以後の文章は㊫の十八条十四字詰に当る。康平本は二条に分けられているが、宋本は千金翼と同じ一条である。

以上暍の状の件

以後は傷寒論の太陽病篇に相当。

一条・太陽の病爲《たる》、頭項強痛而《し》て悪寒す。

［コメント］　㊫の一条に相当し、〝太陽の病爲《たる》脈浮、以下千金翼と同文〟とある。

**二条・太陽病、其の脈浮なり。**

［コメント］ （傷）の一条の頭書・脈浮に相当する。

**三条・太陽病、発熱、汗出で而《て》悪風し、其の脈緩なるを※中風と為《な》す。**

［コメント］ 本条は、（傷）の二条に相当する。※は〝名ずけて中風と為す〟である。

**四条・太陽病、三四日、吐下せず芤を見《あらわ》せば乃ち之を汗す。**

［コメント］ 此の条は（傷）に無い。論旨は納旨しがたい。芤脈は、博昭翁に依ると、〝浮大で力の無い脈。中空の葉を按ずる様な脈。諸失血過多、産後にみられる〟とある。

**五条・夫れ病んで発熱有り而《て》悪寒する者《は》陽於《に》発すなり。熱せず而《し》て悪寒する者《は》陰於《に》発すなり。陽に発す者は七日に愈ゆ。陰於《に》発す者は六日に愈ゆ。陽数は七、**

陰数は六なるを以ての故なり。

［コメント］　此の条は、康平(傷)の十条十三字詰に相当する、後人の証。

六条・太陽病、頭《かしら》痛むも七日以上に至り自から愈ゆる者《は》、其※の経を竟《おわ》る故なり。若し再経作《な》さんと欲する者は、足の陽明に針し、経に伝《つた》えざら使《し》む。則ち愈ゆ。

［コメント］　本条は、(傷)の十一条に相当するが※は、〝尽《ことごと》く其の経を行《めぐ》る故也〟となっている。

七条・太陽病、解せんと欲する時は、※巳《み》従《よ》り未《ひつじ》を尽す。

［コメント］　此の条は(傷)の十二条十三字詰に相当するが、※は〝巳従《よ》り未《ひつじ》上に至る〟である。

八条・風家、表解而《す》るも了了たらざる者《は》、十二日に愈ゆ。

［コメント］　本条は、(傷)の十三条に相当する十三字詰で後註である。

表とは陽のことで陽経から始まる病が十二日で、十二経絡をめぐり終えて愈えるという経絡説。

**九条・太陽の中風、陽浮に而《し》て※1陰濡弱※2浮者《は》、熱自《おのず》から発す。濡弱者《は》汗自から出ず。※3濇濇と悪寒し、淅淅と悪風し、翕翕と発熱し、鼻鳴乾嘔する者《は》、桂枝湯之を主る。**

［コメント］　本条は、(傷)の十五条（太陽病初篇）に相当し、※1は〝陰弱〟、※2は傍註で〝陽浮者《は》熱自《おのず》から発し、陰弱者《は》汗自から出ず〟となっていて、※3は〝嗇々〟とある。

（注・大漢和辞典に、濇《しょく》・しぶる、とどこおる。嗇《しょく》・あう（合する）、おさめる。淅淅《せき》・風の音、よなぐ。翕《きゅう》・おこる。あはせる。翕翕・職責を盡さないさま、などとある。）

**十条・太陽病、発熱、汗出ずるは、此れ栄弱、衛強と爲《な》す。故に、汗を出さ使《し》め、以て邪風より救う。桂枝湯之を主る。**

［コメント］　本条と同じ文章は、(傷)には見あたらないが、五三条の文意が近似している。こ

れの引用を畧記したものかとも思われる。

〝病、常に、自汗出ずる者《は》、此れ栄気和すと爲《な》す。栄気和す者《は》、外諧《ととの》わ不《ず》、衛気栄気と共に諧和せ不《ざる》を以ての故に爾《これ》なり、栄《えい》は脉中を行《めぐ》り、衛《え》は脉外を行《めぐ》り、復《また》其れ汗を発す。栄衛和せば則ち愈ゆ。桂枝湯に宜し。〟である。

**十一条・太陽病、項背強ばること几几《きき》、而《しか》して反って汗出で、悪風するは、※桂枝湯之を主る。**

［コメント］　本条は、㊫の十七条に相当するが、※は桂枝加葛根湯となっていて、その方が正しい。千金翼は引用疎誤であろう。

**十二条・太陽病、之を下し、其の気上衝するは、桂枝湯を与う可《べ》し。※衝せざるは、之を与うる可《べから》ず。**

［コメント］　本条は、㊫の十八条に相当する。※は嵌註で〝若し、上衝せざる者《は》、之を与うるべからず〟となっている。千金翼のほうが懇切。

十三条・太陽病三日、発汗、吐、下、温針し已《おわ》って而《しか》も解せず。此れを壊病と為《な》す。※桂枝湯　復《また》与うるに中《あた》らざる也。其の脈証を観て、何の逆を犯せるかを知り而てこれを治す。

［コメント］　本条は、㊕傷の十九条に相当する。※は嵌註であるが、有名な文言である。

十四条・桂枝湯、本解肌と為《な》す。其の人、脈浮緊、発熱し、汗無くば与うる可《べ》からず。常に此れを識《し》り、誤ら令《し》むること勿《なか》れ。

［コメント］　本条は、㊕傷の二十条十四字詰に相当する。後人の自戒の論であろうか。

# 千金翼方・傷寒上（3） 巻第九 3

十五条・酒客は桂枝湯を与うる可《べか》らず、之を得て則ち嘔す。酒客は甘きを喜ばざる故なり。

［コメント］ 本条は㊕の二十一条十三字詰に相当し、ほぼ同文である。後人の註。

十六条・喘家は、桂枝湯を作り厚朴、杏仁を加えて佳《よ》し。

十七条・桂枝湯を服して吐す者は、其の後で必ず膿血を吐す。

［コメント］ 十六条と十七条は、㊕の二十二条で一条にまとめられている。

**十八条・太陽病、初め桂枝湯を服し而《しか》も反って煩解せざる者は、当に先ず風池※風府を刺し、乃ち却《のち》桂枝湯を与うれば則ち愈ゆ。**

[コメント]　本条は㊫の二十六条前半の文言に相当し、〃風池風府〃は傍註になっている。

**十九条・太陽病、外証未《いま》だ解せず、其の脉浮弱なるは、当に汗を以て解すべし。桂枝湯に宜し。**

[コメント]　此の条は、㊫の四十二条に相当し、少し先の条である。千金翼が此処に掲載したのは、桂枝湯に関与する条文としてまとめたのであろう。

**二十条・太陽病、之を下し微喘する者は、表未《いま》だ解せざる故なり。桂枝湯に宜※し。**小字・一に麻黄湯と云う。

[コメント]　此の条文は、㊫の四十三条に相当するが、㊫は※が〃挂枝加厚朴杏子湯之を主る〃で、千金翼は引用疎誤である。

二十一条・太陽病、外証有りて未《いま》だ解せざれば之を下すべからず、之※を下すを逆と為《な》す。外を解すに桂枝湯に宜し。

[コメント] 本条は(傷)の四十四条に相当し、※の〝之を下すを逆と為《な》す〟は傍註である。

二十二条・太陽病、先ず汗を発すも解せず、而《しこうし》て之を下す。其の脈浮愈えず、浮は外に在りと為《な》す。而《しか》も反って之を下す故愈えざら令《し》む。今、脈浮は外に在る故、※其の外を解せば則ち愈ゆ。桂枝湯に宜し。

[コメント] 本条は、(傷)の四十五条十三字詰に相当し、※は〝当に須らく外を解すべし、則ち愈えん〟となっている。

二十三条・病常に自《おのず》から汗出ずるは、此れ栄気和すも衛※気和せずと為《な》す故也。栄は脈中を行《めぐ》り、衛は脈外を行《めぐ》る。復《ま》た其の汗を発するは、衛を和せば則ち愈ゆ。桂枝湯に宜し。

［コメント］　此の条は(傷)の五十三条に相当するが、※が〃栄気和す者は、外諧《ととの》わず。衛気は栄気と共に諧和せざるを以ての故に爾《しかり》〃とある。千金翼は引用疎畧と思われる。

**二十四条・病人、藏に他病無きに、時に発熱し、自《おのず》から汗出で而《て》愈えず。此れ衛気和せざるなり。其の時に先だちて汗を発すれば愈ゆ。桂枝湯に宜し。**

［コメント］　此の条は、(傷)の、五十四条十三字詰に相当する。後註である。

**二十五条・傷寒、大便せざること六、七日、頭痛し、熱有り、承気湯を与うるに、其の大便反って青し。此れ裏に在らずと爲《な》す、表に在る故也。当に其の汗を発すべし。頭痛する者は必ず衄す。桂枝湯に宜し。**

［コメント］　此の条の文言は、(傷)にみあたらない。不大便なので承気湯を用いたが、尚表証が経続する場合は桂枝湯がよいと納得できる。

二十六条・傷寒、汗を発し已《おわ》り、半日許《ばかり》に解し、復《また》煩す。其の脉浮数なるは復《また》其の汗を発す可《べ》し。桂枝湯に宜し。

［コメント］ 此の条文は、、㊩傷の五十七条に相当する。十四字詰ながら納得できる。

二十七条・傷寒、医之を下して後、身体疼痛、清便自調するは、急に当に表を救え。桂枝湯に宜し。

［コメント］ 此の条文と同じ文言は㊩傷にみあたらない。ただ、八十八条に、〝傷寒、医之を下し、続いて下利を得、清穀止まず、身疼痛する者《は》、急に当に裏を救うべし。後 身疼痛、清便自調する者《は》、急に当に表を救うべし。裏を救うには四逆湯に宜し、表を救うには桂枝湯に宜し。〟とある。千金翼が㊩傷のこの条文を註して論じたかとも思う。

二十八条・太陽病未だ解せず、其の脉陰陽倶に停、必ず先ず振い（宋本・振慄し）、汗出で《て》而解す。但 陽微の者は先ず之を汗而《し》て解す。桂枝湯に宜し。

〔コメント〕　此の条文は、(傷)の九十二条に類似しているがかなり異なる。(傷)は〝太陽病未だ解せず、脈陰陽倶に停、之を下せば必ず先ず振慄し、汗出で而解す（嵌註・但陽脈微の者、汗出而《て》解す、但陰脈微者は、之を下し而解す）若之を下さんと欲せば調胃承気湯に宜し〟である。千金翼との関連は不詳。脈停は博昭翁も「其義明かならず」と云う。

**二十九条・太陽病未だ解せず、熱膀胱に結び、其の人狂の如く、其れ血必ず自から下る。下る者は即愈ゆ。其の外未だ解せざれば、尚未だ攻むる可《べ》からず、当に先ず其の外を解すべし。桂枝湯に宜し。**

〔コメント〕　此の条は、(傷)の百八条に近似するが、(傷)は、〝其れ外解せざる者は、尚未だ攻むるべからず、当に先ず其の外を解すべし。外解し已り、但小腹急結する者は、乃ち之を攻むるべし。桃核承気湯に宜し〟である。桂枝湯に宜しは無い。

**三十条・傷寒大いに下して後、復《また》汗を発すに、心下痞し、悪寒する者《は》、痞を攻**

むる可《べ》からず、当に先ず表を解すべし。※桂枝湯に宜し。

［コメント］　此の条は、㊖の一六六条（太陽病下篇・結胸）に相当するが、相異がある。㊖は、※が、〃表解せば乃ち痞を攻むるべし。嵌註・表を解すは桂枝人参湯に宜し。痞を攻むるは大黄黄連瀉心湯に宜し〃である。

桂枝湯方

桂枝、芍薬、生姜各弐両切、甘草弐両炙、大棗拾弐枚擘。

右五味、㕮咀し、参味を水柒（七）升を以て微火で煮て参升取り滓を去り壹升温服す。須臾に熱粥一升余飲み薬力を助け、温覆し汗出《い》で令《し》める一時許《ばかり》、※益《ますます》善し。若し汗せ不《ざ》れば再服すること前の如く、復汗せ不《ざ》れば後服を小し促す。其の間半日許《ばかり》なら令《し》め、参服する。

病重き者は日に一夜に乃ち差えん。当に晬時も之を観て一剤の湯を服す。病証猶《なお》在らば、当に復《また》作り之を服し、汗せざること有るに至るも当に参剤を服すべし。乃ち解す。

［コメント］　此の方と方後の註は、㊖十五条のものに準ずるが、※は〃遍身漐々微し汗有るに

似たる者、益佳。流灕する如くせ令む可《べか》ら不《す》、病必ず除かず〟となっている。その後の文言はほぼ同じで、その後に〝生冷粘滑、肉麵、五辛、酒酪、臭悪等の物を禁ず〟とある。

# 千金翼方・傷寒上（4） 巻第九 4

三十一条・太陽病、其の汗を発して遂に漏れ而《て》止まず、其の人悪風し、小便難、四肢微急し以て屈伸し難し。桂枝加附子湯之を主る。※桂枝中に附子一枚炮じて加える。即《すなわち》是《ぜ》なり。

〔コメント〕 (傷)の二十三条に相当するが、※は嵌註で〝本云桂枝湯、今附子を加う〟となっている。

三十二条・太陽病、之を下して、其の脉促、胸満する者は桂枝去芍薬湯之を主る。若し、微寒する者は、桂枝去芍薬加附子湯之を主る。※桂枝去芍薬中に附子一枚加う。即是なり

［コメント］　㊓の二十四条に相当し、※は方後の註の嵌註で〝本云桂枝湯、今附子を加う〟となっている。

三十三条・太陽病、之を得て八、九日、瘧の如く、発熱し悪寒し、熱多く寒少なく、其の人嘔せず、清便自可せんと欲し、一日再三発すも、其の脈微緩の者※は愈んと欲すと爲す。

脉微に而《し》て悪寒する者は、此れ陰陽倶に虚すれば復吐下発汗すべからざる也。面色、反って熱有者は、未だ解せんと欲せずと爲《な》す。以て其れ汗出ずること能わず、身必ず当に癢《か》ゆし。

桂枝麻黄各半湯之を主る。

桂枝一両拾陸銖、芍薬、生薑切、甘草炙、麻黄節を去る各一両、大棗肆枚擘、杏仁二拾枚皮尖両仁を去

右柒（七）味　水五升を以て先に麻黄を煮て一二沸し上沫を去り諸薬を内《い》れて煮、一升を取り捌合《さばきあわ》せて滓を去り陸（六）合を温服する。

本云う桂枝湯参合麻黄湯参合を併せて陸合と爲《な》し頓服する。

［コメント］　此の条は、㊕傷の二十五条に相当し、表熱証で、虚実が麻黄湯と桂枝湯の間に当る証である。※は㊕傷の嵌註で、方剤の使用上の注意（法）である。

**三十四条・桂枝湯を服して大いに汗出ず・若し脉洪大なれば桂枝湯を与う。其の形瘧の如く、一日再発するは、汗出ずれば便《すなわ》ち解す。桂枝二麻黄一湯に宜し。方。**

**桂枝**一両拾柒銖、**麻黄**拾陸（六）銖、**生薑**切、**芍薬**各一両陸銖、**甘草**一両二銖炙、**大棗**五枚擘、**杏仁**拾陸枚皮尖両人去る

**右柒味、水柒升を以て麻黄を煮て一二沸し、上沫を去り諸薬を内れて煮　二升取り滓を去り、一升温服し、日に再服す。**※**本云う桂枝湯二分麻黄湯一分合せて二升と爲《な》し、弐服に分け、今合せて一方となす。**

［コメント］　本条は㊕傷の二十六条の後半に相当し、※は、方後の註であるが、嵌註となっている。

三十五条・太陽病、発熱、悪寒するに、熱多く寒少なく、脉弱なり、※則ち陽無き也。汗を発すべからず。桂枝二越婢一湯之を主る。

方。桂枝、芍薬、甘草炙、麻黄節去各拾捌《はち》（八）銖、生薑壹両参銖切、石膏二拾肆《しち》（七?）銖砕、大棗肆《しち》枚擘

右柒味、水五升を以て先に麻黄を煮、一二沸し上沫を去り諸薬を内れ煮て弐升取り滓を去り壹升温服す。※本云う当に裁《わか》つべし、越婢湯と爲し、桂枝之を合せて一升飲む。今、合わせて壹方と爲す。桂枝湯は二分なり。

［コメント］本条は傷の二十八条の前半に相当し、※は煎法の後註で、〃本云う、裁《わかち》て越婢湯桂枝湯と爲し、之を合せて一升飲む。今、合せて一方と爲す。桂枝湯を二分、越婢湯一分〃となっている。千金翼は不詳、傷で畧解す。

三十六条・桂枝湯を服し、之を下し、頸項強痛し、翕翕として発熱し、汗無く、心下満微痛し、小便利せざるは、桂枝去桂加茯苓白朮湯之を主る。方

方、茯苓、白朮各参両

**右桂枝湯中に於て惟桂枝一味を去り、此の二味を加えて湯と爲《な》し一升服す。小便即利す。本云桂枝湯、今去桂枝加茯苓白朮**

［コメント］　本条は、㊫二十八条の後半に相当し、文章は僅かな相異あるもほぼ同様。発汗瀉下が適法でなく、変証になり、心下に水毒、邪気が停滞した証を論じている。

## 太陽病、麻黄湯を用いる法　第二

小字・壹拾陸証　方肆首

**三十七条・太陽病、或は已に発熱し、或は未だ発熱せざるも必ず悪寒、体痛、嘔逆し、脉陰陽倶緊なるを傷寒と爲《な》す。**

［コメント］　本条は、㊝の、太陽病初篇の頭初の第三条に相当する。

**三十八条・傷寒一日、太陽、脉弱四日に至れば、太陰の脉大となる。**

［コメント］　此の条文は㊝にはみあたらない。但、一八九条十三字詁に〝傷寒三日陽明の脉大〟、一九〇条十三字詁に〝傷寒、脉浮而緩、手足自温者、是繫《かかり》りて太陰に在り〟と有る。千金翼は引用疎誤であろうか。

**三十九条・傷寒一日太陽之を受け、脉静なる者《は》伝えずとなす。頗る嘔せんと欲し煩す。脉数急の者は乃ち伝えるとなすなり。**

［コメント］ 本条は、傷の四条十三字詰に相当するが、文言に僅かな違いもある。

**四十条・傷寒、其れ二、陽証を見《あらわ》さざるは此れ伝えずと爲《な》す。**

［コメント］ 傷の五条（太陽病初篇十三字詰）に〝傷寒二三日、陽明、少陽の証を見《あら》わさざる者は、伝えずとなす也。〟がある。千金翼はこの条の甚だしい引用疎誤であろう。

**四十一条・太陽病、頭痛、発熱、身体疼、腰痛、骨節疼《いた》み、悪風、汗無し。而《しこうし》て喘す。麻黄湯之を主る。**

［コメント］ 本条は、傷の三十五条に相当し、文章、文意同じである。

四十二条・太陽と陽明の合病、喘而《し》て胸満するは下すべからず。麻黄湯に宜し。

［コメント］　本条は、(傷)の三十六条十三字詰に相当する。文章、文意同じである。

四十三条・病、十日已《すで》に去り、其の脈浮細、臥を嗜む、此れ外解すとなす。設《もし》胸満脇痛するには、小柴胡湯を与う。浮なる者《は》麻黄湯之を主る。

［コメント］　本条に近似するのは、(傷)の二三六条（陽明病篇）の文末で、〝病十日を過ぎ、脈続いて浮の者は小柴胡湯を与う。脈但だ浮、余症無き者は、麻黄湯を与う〟である。千金翼の文意が整っている。

四十四条・太陽病、脈浮緊、汗無く而《し》て発熱し、其の身疼痛し、八九日解せず、其の表証仍在り、※1此れ当に其の汗を発すべし。薬を服して少しく除く。其の人発煩目瞑増々劇しき者は、必ず衄す。※2衄せば乃ち解す。然るゆえんの者は陽気重る故也。麻黄湯に宜し。

［コメント］　本条は(傷)の四十六条に相当し、文章、文意同じ。尚※1は嵌註、※2は傍註である。

**四十五条・脈浮に而《し》て数の者は、其の汗を発すべし。麻黄湯に宜し。**

［コメント］　本条は、(傷)の五十二条十三字詰に相当し文章は同じ。後人の註で、これだけでは麻黄湯は分らない。

**四十六条・傷寒、脈浮緊、其の汗を発せず。因《よ》って衂を致す。麻黄湯に宜し。**

［コメント］　本条は、(傷)の五十五条に相当する。麻黄湯証の一端。

**四十七条・脈浮に而《し》て緊、浮は則ち風となし、緊は則ち寒となす。衛《え》寒に傷らるれば則ち栄《えい》傷らる。栄衛倶に病めば、骨節煩疼す。其れ、汗を発すべし。麻黄湯に宜し。**

［コメント］　本条は、㊫にはみあたらない。しかし、三十条十三字詰の三段目に、〝答えて曰く、寸口の脈浮にして大、浮は風となし、大は虚となす。風は則ち微熱を生じ、虚すれば則ち両脛攣す。病桂枝を象《かたど》る、因《よっ》て附子を加え其の間に参じ、桂枝を増し、汗を出ださ令《し》む云々〟とある。

**四十八条・太陽病、之を下し、微喘する者《は》、外未だ解せざる故也。麻※黄湯に宜し。小字壹に桂枝湯と云。**

**麻黄湯の方**

**麻黄節去る参両、桂枝弐両、甘草壹両炙、杏仁柒（三柒）拾枚皮尖両仁去る。**

**右肆味、水玖升を以て麻黄を煮て弐升を減じ上沫を去　諸薬を内《い》れて煮弐升半取滓去り温服す、捌（？）合覆し微似汗を取るも須く粥を啜《すす》らざるべく、余は桂枝の法の如し。**

［コメント］　本条は、㊫の四十三条と文章は同じであるが、※は〝挂枝加厚朴杏子湯之を主る〟である。千金翼は引用疎誤。

**四十九条・太陽病、項背強ばること几几《きき》、汗無く、悪風するは、葛根湯之を主る。方、**

**葛根**肆両、**麻黄**参両節去る、**桂枝、芍薬、甘草**炙各弐両、**生薑**参両切、**大棗**拾壹枚擘。

**右柒（七）味、水壹斗を以て麻黄、葛根を煮て弐升を減じ、上沫を去り、諸薬を内《い》れて煮て参升取り、滓を去り、温めて参服する。須く粥を与えず、微汗を取る。**

［コメント］　本条は、㊫の三十一条に相当し、文言はほぼ同じである。葛根湯証の一端。

**四十九条・太陽と陽明の合病に而《し》て、自利するは葛根湯之を主る。**小字・上方を用う。一に云う葛根黄芩黄連湯を用うと。

［コメント］　本条は、㊫の三十二条に相当する。㊫の、葛根黄連黄芩湯の論は、別条である。

小字は疎誤。

五十条・下利せず但嘔するは、葛根加半夏湯之を主る。葛根湯の中に半夏半升洗い加う。即《すなはち》是なり

[コメント]　本条は、(傷)の三十三条に相当する。(傷)には、方が記載されている。

五十一条・太陽病桂枝の証、医反って之を下し、遂に利止まず、其※の脈促は、表未だ解せず、喘而《し》て汗出ず。葛根黄芩黄連湯に宜し。

方。葛根半斤、甘草弐両炙、黄芩、黄連各参両

右肆味、水捌升を以て先ず葛根を煮弐升を減じ、諸薬を内《い》れて煮　弐升取、滓を去り分て温め再服す。

[コメント]　本条は、(傷)の三十四条に相当し、※は傍註。

# 千金翼方・傷寒上（5）　巻第九 5

## 太陽病、青竜湯を用いる法　第三

小字　肆（四）証方弐首

五十二条・太陽の中風、脉浮緊、発熱、悪寒、身体疼痛、汗にし出でず而《し》て煩するは、大青竜湯之を主る。

若し、脉微弱、汗出で、悪風する者は之を服すべからず。之を服さば則ち厥し、筋惕肉瞤《きんてきにくじゅん》す。此れ逆となす也。

方。

麻黄節去陸両、桂枝弐両、甘草弐両炙、杏仁肆拾枚皮尖両仁を去る、生薑参両切、大棗拾枚擘、石膏雞子大砕き綿に裹む。
右柒味、水玖升を以て先に麻黄を煮て弍升を減じ、上沫を去り、諸薬を内《い》れ、煮て参升取滓を去り壹升温服し、微似汗を取る。汗出ること多き者は温粉を之れ粉す。壹服し汗する者は勿服する勿れ。若し復《また》服し汗出ずること多くば亡陽し、逆、虚、悪風、躁、眠ることを得ざらん。

［コメント］　本条は、㊐傷の三九条である。

五十三条・傷寒、脈浮緩、其の身疼まず但重く、乍《たちま》ち軽き時有り。※少陰の証無き者は、大青竜湯を与え之を発すべし。小字・上方を用う。

［コメント］　本条は、㊐傷の三十九条に相当する。文章、文意同じ。※は傍註である。

五十四条・傷寒、表解せず、心下水気有り欬す。而《しこうし》て発熱し、或は渇し、或は利し、或は噎し、或は小便利、少腹満、或は喘す者は、小青竜湯之を主る。方。

麻黄節去る参両、芍薬、細辛、乾薑、甘草炙、桂枝各参両、五味子、半夏各半升洗

右捌味、水壹斗を以て先に麻黄を煮て弐升を減じ上沫を去り、諸薬を内《い》れて煮て参升取、滓を去り、壹升を温服する。

渇せば則ち半夏を去り栝樓根参両を加う。微利する者は蕘《じょう》花壹雞子大を熬り赤色なら令《し》めて加える。噎する者は麻黄を去り附子壹枚炮じて加う。小便不利、少腹満は麻黄を去り茯苓肆両加う。喘する者は麻黄を去り杏仁半升皮去るものを加う。

［コメント］　本条は、(傷)の四十条に相当し、ほぼ同文である。方後の註が(傷)の嵌註にある。〝且、蕘花は利を治さず、麻黄は喘を主る。今　此の語、之に反せり。疑うらくは仲景の意に非《あら》ざらん〟と。

五十五条・傷寒、心下水気有り、欬而《し》て微喘し、発熱し、渇せざるに、湯※を服し已《おわって》而渇する者《は》、此れ寒去り解せんと欲すと爲《な》す。小青竜湯之を主る。小字・

上方を用う。

［コメント］　本条は、㊡の四十一条に相当する。文章、文意同じ。※は傍註である。

# 太陽病、柴胡湯を用いる法　第四

小字・壹拾伍証方柒首

五十六条・血弱まり、気盡き、腠理《そうり》開き、邪気因って入り、正気と相搏ち脇下於在り、正邪分争す。従来寒熱、休作時有り、嘿嘿として食飲を欲せず。藏腑相連なり、[※1]其の痛み必ず下る。邪高く[※2]痛み下る、故に其れ嘔せ使《し》む。小柴胡湯之を主る。[※3]柴胡に而《し》て渇する者は此れ陽明に属すと爲《な》す。法を以て之を治せ。

［コメント］　本条は、(傷)の九十五条十四字詰に相当する。※1、※2は(傷)では〝病〟とある。

※3以下は九十六条十四字詰に相当する。後人の註論。

五十七条・病を得て六七日、脉遅浮弱、悪風するに手足温、医再三之を下し、食すること能わず、其の人脇下満痛、面目及び身黄、頸項強ばり、[※1]小便難し。柴胡湯を与うれば後必ず下重す。[※2]本渇して水を飲み而て嘔するは、柴胡復与《またあたえ》る

**に中《あた》らざる也。食穀する者噦す。**

[コメント] 本条は、㊟傷の九十七条十四字詰と※2以下が九八条十三字詰に相当する。※1は〝小便黄者〟となっている。此の条、宋本は千金翼と同様一条にまとめてある。

**五十八条・傷寒四五日、身体熱し、悪風し、頸項強ばり、脇下満、手足温、而《しこう》して、渇するは、小柴胡湯之を主る。**

[コメント] 本条は、㊟傷の九十九条に相当する。

**五十九条・傷寒、陽脈渋、陰脈弦なるは法当《まさ》※に腹中急痛すべし。先ず小建中湯を与え、差えざれば小柴胡湯を与う。**小字・小建中湯は雑療門中を見よ。

[コメント] 本条は、㊟傷の百条に相当する。文章、文意同じ。※は、傍註である。

六十条・傷寒※1中風、柴胡の証有らば、但一証を見《あらわ》すも便《すなわ》ち是なり。必ずしも悉く具わらざる也。

※2凡そ柴胡湯の証に而て之を下す。柴胡の証罷ざれば、復柴胡湯を与う。解す※者は、必ず蒸蒸と而て振い、却って発熱し、汗出で而解す。（傷は〝解す※者は〟は無い。）

※3傷寒五六日中風、往来寒熱、胸満苦満、嘿嘿として飲食を欲せず、心煩喜嘔、或は胸中煩而て嘔せず、或は渇し、或は腹中痛み、或は脇下痞堅、或は心下悸し、小便利せず。或は渇せず、外微熱有り。或は欲す。小柴胡湯之を主る。

［コメント］ 本条は傷の、※1は百一条十四字註、※2は百二条十四字詰、※3は九四条（本文）に相当する。小柴胡湯の正証と傍証の論である。

小柴胡湯方。

柴胡八両、黄芩、人参、甘草炙、生薑各三両切、半夏半升洗、大棗拾弐枚擘

右柒（七）味水壹斗弐升を以て煮て陸（六）升取滓を去、再煎して壹升温服す。日に参。

若し胸中煩すも嘔せざる者は半夏人参を去り栝樓実壹枚加う。渴する者は半夏を去り人参を加え合せて煎じ四両半と成す。腹中痛む者は黄芩を去り芍薬三両加う。脇下痞堅する者は大棗を去り牡蛎陸両加う。心下悸し小便利せざる者は黄芩を去り茯苓肆両加う。渇せず微熱有る者は人参を去り桂参両加え温覆し微し其汗を発す。欬す者は、人参大棗生薑を去り五味子半升乾薑弐両加う。

［コメント］　此の方は、㊫九十四条の方と方後の註に相当する。（方後の註は不要とされている。）

# 千金翼方・傷寒上（6） 巻第九 6

六十一条・傷寒五六日、頭汗出で、微悪寒し、手足冷え、心下満、口食を欲せず、大便堅く、其の脈細、※1此れ陽微結と為《な》す。必ず表有り復《また》裏有り、則ち病裏に在りと為《な》す。※2汗出れば亦陽微と為《な》る。假《も》し純陰結になら令《し》むれば外証有るを得ず、悉く入って裏於《に》在るなり。此れ、半《なかば》外に在り半《なか》ば裏に在るなり。脈沈緊なりと雖も、少陰と為《な》すを得ず。然る所以《ゆえん》の者は、※3〃陰は〃汗の有ること得ざるに、今頭大いに汗出ず。故に少陰に非《あらざ》ることを知る也。柴胡湯を与うるべし。設《も》し了了たらざる者、屎を得而《て》解す。

［コメント］ 本条は、(傷)の一五三条に相当し、※1は傍証、※2は長い嵌註であり、※3は〃少陰は云々〃となっている。

六十二条・傷寒十三日、胸脇満解せず、而《しこうし》て嘔し、日晡所潮熱を発し、而《しこうし》て微利す。

※1此れ本は当に柴胡、之を下して利を得ざるに、今反って利す者《は》、知る、医丸薬を以て之を下せるを、其れ治に非る也。※2潮熱する者《は》実也。先、再び小柴胡湯を服し、以て其の外を解す。柴胡加芒硝湯を以て之を主る。方。

柴胡弐両拾陸銖、黄芩、人参、甘草炙、生薑各壹両切、半夏壹合洗、大棗肆枚擘、芒硝弐両

右柒（柒は誤り、八が正）味、水肆升を以て煮て弐升取滓を去り、温め分ち再服し、以て其の外を解す。解さずば更に作る。

柴胡加大黄芒硝桑螵蛸《ひょうしょう》湯の方

右前八味を以て、水八升を以て芒硝参合　大黄肆分　桑螵蛸伍枚を煮、壹升半取り滓去り　伍合温服す。微く下れば即愈ゆ。

本云柴胡湯を再服し以て其の外を解し、余の弐升に芒硝大黄桑螵蛸を加うる也。

［コメント］　本条は、(傷)の百五条にほぼ相当し、※1は嵌註、※2は傍註である。

柴胡加大黄芒硝桑螵蛸湯は㊫に無い。不明。

六十三条・傷寒八九日、之を下し、胸満煩驚、小便不利、譫語、一身転[※1]側すべからず。柴胡加竜骨牡蛎湯之を主る。方。

柴胡肆両、黄芩、人参、生薑切、竜骨、牡蛎熬、桂枝、茯苓、鉛丹各壹両半、大黄弐両、半夏壹合半洗、大棗陸枚擘

右壹拾弐味　水捌升を以て煮　肆升取、大黄切で棊子大の如きを内れ、煮て壹両沸し、滓去り、壹升温服す。[※2]本云柴胡湯今竜骨等を加う。

［コメント］　本条は、㊫の百九条に相当し、※1に〃盡く重く〃の文言がある。※2は嵌註で、本文の末尾に続く。

六十四条・傷寒六七日、発熱、微悪寒、支節煩疼、微嘔、心下支結し、外証未だ去らざる者は、柴胡桂枝湯[※]に宜し。

［コメント］　本条は、㊫の一五一条に相当し、※は〃之を主る〃である。

六十五条・発汗多く陽を亡《うしな》い、狂語する者《は》、下すべからず、以て柴胡桂枝湯を与え、其の栄衛を和す可《べ》しと爲《な》す。津液を通ずを以て、後自から愈ゆ。方。

［コメント］　本条は、康平本には無く、宋本の発汗後病脈証篇二十五条に相当する文言である。

方。柴胡肆両、黄芩、人参、生薑切、桂枝、芍薬各壹両半、半夏弐合半洗、甘草壹両炙、大棗陸枚擘

右玖（九）味、水陸（六）升を以て煮て弐升取滓去り、壹升温服す。本云、人参湯、桂枝法の如く作り柴胡黄芩を加う。〞今復、柴胡法の如く、今人参を用いて半剤を作る。

六十六条・傷寒五六日、其の人已に汗を発し而《て》復《また》之を下し、胸脇満微結、小便利せず、渇而《し》て嘔せず、但頭汗出で、往来寒熱而《し》て煩す。此※れ未だ解せずと爲《な》す。柴胡桂枝乾薑湯之を主る。方。

柴胡捌両、桂枝参両、乾薑弐両、栝樓根肆（四）両、黄芩参両、牡蛎弐両熬、甘草弐両炙

右柒味、水壹斗弐升を以て煮て陸升取滓去り、更に煎じ、壹升温服す、日に弐服す、初め服し微煩し汗出でて愈ゆ。

［コメント］　本条は、㊎の一五二条に相当し、※は傍註である。

六十七条・太陽病、過経[※1]十余日、反って再三之を下す。後四五日柴胡の証続いて在るは、先ず小柴胡湯を与う。嘔止み小安す。[※2]其の人鬱鬱微煩する者《は》、未だ解せずと為《な》す。大柴胡湯で下す者は止む。

［コメント］　本条は、㊎の百四条に相当する。※1は傍註、※2は、〝嘔止まず心下急、鬱鬱微煩する者は〟である。

六十八条・傷寒十余日、邪気結んで裏に在り、復《また》往来寒熱せんと欲す。当に大

柴胡湯を与うるべし。

［コメント］　本条は、康平本には無く、宋本の弁可下病三十四に相当する。

六十九条・傷寒、発熱、汗出でて解せず、心中痞堅し、嘔吐、下利する者は、大柴胡湯之を主る。

［コメント］　本条も、宋本の弁可下病三十三相当の文言である。

七十条・病人、表裏の証無く、発熱すること七八日、脈浮数と雖《いえど》も、之は下す可《べ》し。大柴胡湯に宜し。

方。柴胡捌両、枳実肆枚炙、生薑伍両切、黄芩参両、芍薬参両、半夏半升洗、大棗

方。柴胡捌両、枳実肆枚炙、生薑伍両拾弐枚擘。

右柒味、水壹斗弐升を以て煮て陸（六）升取、更に煎じ、壹升温服す。日に

参服、壹方に大黄弐両加う。若し加えざれば、恐らくは大柴胡湯とは名づけず。

［コメント］　本条も、康平本には無く、宋本の弁可下病十九に相当する。文章同じ。

# 千金翼方・傷寒上（7） 巻第九 7

## 太陽病、承気湯を用いる法　第五

小字・玖証方肆（四）首

七十一条・汗を発して後、悪寒する者虚《は》するが故也。悪寒せず但熱する者は実す也。当に其れ胃気を和せ、小承気湯※に宜し。

［コメント］　本条は、㊫の六四条の中で、筍庵が四段に分けた四段目（六七条）に相当する。小承気湯※は、㊫では〝調胃承気湯〟となっている。

七十二条・太陽病未だ解せず、其の脈陰陽倶に停なるは、必ず先ず振い、汗出で而《て》解す。※1但陽微の者は先ず汗出で而《て》解す。陰微の者は先ず之を下し而《て》解す。※2承気湯に宜し。小字・一に大柴胡湯と云。

[コメント]　本条は、(傷)の九二条に相当する。※1は嵌註で〝但陽脈微者《は》、汗出で而《て》解す。但陰脈微者、之を下而《し》て解す〟とあり、※2は〝調胃承気湯に宜し〟である。停脈―素問・霊枢・難経にもない・博昭翁

七十三条・※1傷寒十三日、※2過経而《し》て譫語するは、内に熱有る也。当に湯を以て之を下す。※3小便利す者は大便当に堅かるべし、而《しか》も反て利し、其の脈調和する者《は》、知る、医丸薬を以て之を下せるを。之れ其の治に非る也。※4自利する者は其の脈当に微なるべし、今、反って和す者《は》、此れ内実と為す。※5承気湯に宜し。

[コメント]　本条は、※1は(傷)の百六条（本文）に相当し、※3以下は(傷)の百七条十四字詰に相当する。宋本は引き続いた一条（五十五）である。

※2の〝過経〟は傍註である。本文は〝解せず、時に譫語する者〟である。※3は、若し小便利す者は、大便当に鞕かるべし〟で、※4は〝若し自下利の者は、脉当に微厥なるべし〟である。

**七十五条・太陽病、過経十余日、心下温温として吐せんと欲し、而して胸中痛み、大便反って溏《ゆる》し。其の腹微満、鬱鬱微煩、時に先だちて自《おのず》から吐下を極むる者は、※承気湯に宜し。**

［コメント］　本条は、(傷)の一二七条に相当し、※は〝調胃承気湯を与う〟である。方後の嵌註に、〝若し爾《しかせ》ざる者《は》、与之る可《べから》ず、但嘔せんと欲し、胸中痛み、微溏の者は、此柴胡湯証に非《あら》ず、嘔を以ての故に吐を極むるを知る也〟ともある。

**七十六条・二陽の併病、太陽の証罷《やみ》、但潮熱を発し、手足漐漐《しゅうしゅう》と汗出で、大便難く、譫語する者は、之を下せば愈ゆ。※承気湯に宜し。**

［コメント］　本条は、(傷)の二二七本文（陽明病篇）に相当するが、※は〝大承気湯〟である。千金翼は引用が疎漏。

**七十七条・太陽病三日、其れ汗を発して、解せず、※蒸蒸と発熱する者は、調胃承気湯之を主る。**

［コメント］　本条は、㊕傷の二五二条に相当する。※は、〝蒸々と発熱する者、胃に属す也。調胃承気湯之を主る〟である。

**七十八条・傷寒、吐して後、※腹満の者は、承気湯之を主る。**

［コメント］　本条は、㊕傷の二五四条十四字詰に相当する。※は、〝腹脹満する者は、調胃承気湯を与う〟である。

**七十九条・※太陽病、吐下発汗せる後、微煩し、小便数、大便因って堅きは、小承気湯を与え之を和す可《べ》し。則ち愈ゆ。**

［コメント］　本条は、㊕傷の二五四条にほぼ相当する。㊕傷は、〝太陽病、若しくは吐し、若しくは下し、若くは汗を発して後微煩し〟とある。

承気湯方

大黄肆（四）両、厚朴捌両炙、枳実伍枚炙、芒硝三合

右肆（四）味、水壹斗を以て先に二味を煮て伍升取、大黄を内《い》れ、更に煮て弐升取滓を去り、芒消を内《い》れ更に煮壹沸し、分て再服す。下を得る者は止む。

［コメント］ 本方は㊫の二一二条の方で、大承気湯である。

又方、

大黄肆両、厚朴弐両炙、枳実大者参枚炙。

右参味 水肆升を以て煮て壹升弐合取り滓去り、温め分て再服す。初め服して譫語即止む。湯を服し当に更衣すべし。爾《しかせ》ざれば盡く之を服す。

［コメント］ ㊫の二一二条の小承気湯の方である。

又方

大黄肆両、甘草弐両炙、芒消半両

右参味、水参升を以て煮て壹升取滓を去、芒消を内《い》れ、更に壹沸し、頓服す

る。

[コメント]　本方は、(傷)の六四条の条文の後にある、調胃承気湯に当る。

八十条・太陽病解せず、熱膀胱に結び、其の人狂の如く、[※1]血自《おのず》から下る。下る者は即愈ゆ。其れ外解せずば、尚未だ攻むるべ（可）からず。当に先ず其の外を解すべし。少腹急結する者は、乃ち之を攻むる可《べ》し。桃核承気湯に宜し。

方。桃仁伍拾枚皮先去る、大黄肆（四）両、桂枝弐両、甘草弐両炙、芒消壹両。

右伍味、水柒升を以て煮て弐升半取、滓を去り、芒消を内《い》れて消し、更に煎じて壹沸し、分温参服す。[※2]

[コメント]　本条は、(傷)の、百八条に相当する。※1は傍註で、〝血自から下る者は愈ゆ〟である。方の煎方の末尾に千金翼には、ないが、(傷)には〝当に微利すべし〟という嵌註がある。

# 太陽病、陥胸湯を用いる法　第六

小字、参拾壹証方壹拾陸首

八一条・問※1うて曰く、病に結胸有、藏結有と、其の状何如《いかん》。答えて曰く、之按じて痛み、其脈寸口浮、関上自沈を、結胸と為《な》すと。

何を藏結と謂うか。曰く、結胸の状の如く飲食故《つね》の如し、時に下利し、陽脈浮、関上細沈に而《し》て緊、名づけて藏結と為《な》す。舌上の白胎滑なる者は、難治と為《な》す。

藏※2結者《は》、陽証無く、往来寒熱せず、其の人反って静。舌上の胎滑者《は》攻むるべからざる也。

［コメント］　本条は、康平本の太陽病結胸（下篇）の冒頭の条文である。※1は一三二条、※2は、一三三条の二ヶ条（十三字詰）にわたる。宋本はこれを三ヶ条に分けている。

八二条・※1夫れ病、陽於《に》発す、而《しか》るに反って之を下し、熱入り、因って結胸を作《な》す。陰に発し、而るに反って之を汗し、因って痞と作《な》る。※2痞し結胸と作《な》る者は、之を下すこと早きが故に結胸せ令むなり。※3結胸の者は、其の項《うなじ》亦強《こわば》ること柔痓の状の如し、之を下さば即和す。大陥胸丸に宜し。

［コメント］　本条は、※1が(傷)の一三四条十四字詰に相当し、文言はほぼ同。※2は、一三五条十四字詰に相当するが、〝結胸を成す所以《ゆえん》の者は、之を下すこと大いに早き、を以て、の故也〟と僅かに違う。※3は、一三六条十四字詰に相当する。

八三条・結胸の証、其の脈浮大なるは之を下す可《べ》からず、之を下せば即死す。

八四条・結胸の証悉く具わり、煩躁する者は死す。

［コメント］　以上の二条は、(傷)の一三七条十四字詰の一条文に相当する。後人の註。

八五条・太陽病、脈浮而《にし》て動数、浮※1は則ち風と為《な》し、動は則ち痛と為《な》し、数は則ち虚と為《な》す。頭痛、発熱、微盗汗出で、而《しかうし》て反て悪寒し、表未だ解せざるに、医反って之を下す。動数則ち遅となり、※2頭《かしら》痛み、即眩《めくるめ》く。胃中空虚、客気膈を動じ、短気、躁煩、心中懊憹す。陽気内陥し、心下因《よつ》て堅く、則ち結胸と為る。大陥胸湯之を主《つかさど》る。

若※3し、結胸せず、但だ頭汗出で、其の余は汗無く、斉頸而還《ざいけいいして》り、小便不利なるは、身必ず黄を発す。※4

［コメント］　本条は、(傷)の一三八条前半に相当するが、※1は傍註、※2は〝（傍註・胃中、空虚、客気膈を動じ、）膈内拒痛、短気躁煩〟である。

※3は、同条の後半で、大結胸せず、以下同※4に、〝大陥胸丸に宜し〟と続く。

八六条・傷寒六七日、結胸熱実し、脈沈緊、心下痛み、之を按ずれば石堅の如し。大陥胸湯之を主る。

［コメント］　本条は、(傷)の一三九条に相当する。文章同。

八七条・但結胸し、大熱無きは此れ水結んで胸脇に在りと為す。頭《かしら》微汗出ず、大陥胸湯之を主る。

［コメント］　本条は、㊕の一四〇条の後半に相当する。（前半は大柴胡湯の論である。）※は傍註である。

八八条・太陽病、重ねて汗を発し、而て復之を下すも、大便せざること五六日、舌上燥い而《て》渇し、日晡《しこうし》小しく潮熱有るが如し。心下従《より》少腹に至り堅満而て痛み、近づく可《べ》からず。大陥胸湯之を主る。

若し、心下満而《し》て痛む者、此れ結胸と為《な》す。大陥胸湯之を主る。

大陥胸丸方

大黄捌両、葶藶子熬、杏仁皮尖両仁去、芒硝各半升

右肆味、和し擣　弾丸の如きを壹枚取、甘遂末壹銭匕白蜜壹両水弍合と煮

壹升取　温頓服す。壹宿に乃ち下る。

大陥胸湯方

大黄陸両、甘遂末壹銭匕、芒消壹升。
右参味　水陸升を以て先に大黄を煮　弐升取、滓去、芒消を内れ煎じ　壹両沸し　甘遂末を内れ　分て再服す。壹服で快利を得れば後服を止む。

［コメント］　本条は、㊕の一四一条の前半に相当し、※1に〝心胸大煩を発し〟が入る。※2の文言はみあたらない。㊕の同条の後半が次にある。

八九条・小結胸の者は、正に心下に在り、之を按じれば即痛む。其の脈浮滑。小陥胸湯之を主る。
黄連壹両、半夏半升洗、栝樓実大者壹枚。
右参味、水壹升を以て先に栝樓実を煮　参升取、滓を去り、諸薬を内れて煮　弐升取、滓を去り、分温参服す。

［コメント］　本条は、㊕の一四一条の後半に相当している。

# 千金翼方・傷寒上（7）の続き（8）

## 太陽病、陥胸湯を用いる法　第六　続き

九十条・太陽病、弐参日、臥《ふ》すこと能《あた》わず但起んと欲する者、心下必ず結す。其の脈微弱の者は、※1此れ本寒《もとかん》也。而《しか》るに反って之を下し、※2利止まざる者必《は》ず結胸す。未だ止まざる者、四五日、復重《またかさ》ねて之を下す。此れ挟熱利《きょうねつり》と爲《な》る。

［コメント］　本条は、㊖の一四二条にほぼ相当し、※1は傍註で〝此れ本寒飲有る也〟である。
※2は〝若し利止むは、必ず結胸と作《な》る〟で千金翼は引用が疎誤。

九一条・※太陽と少陽の併病、而《しか》も反って之を下し、結胸し、心下堅、下利復《また》止まず、水漿肯《こう》も下らず、其の人必ず心煩す。

［コメント］　本条は、(傷)の一五五条に、大概《おおむね》相当する。

九二条・病陽に在り、当に汗を以て解すべきに、而《しか》も反って水を以て之に噀《ふ》き、若《も》くは之に灌《そそ》ぎ、其の熱却《おびやか》されて去るを得ず、益《ますます》煩し、皮粟起す。意水を飲まんと欲し※1反って渇せず。文蛤散を服すに宜し。方。

文蛤伍両

右壹味、擣《つき》散となし、沸湯伍合に和し、方寸匕服す。※2若し差えざれば五苓散を与う。

五苓散、方。

猪苓拾捌銖黒皮去、白朮拾捌銖、澤瀉壹両陸銖、茯苓拾捌銖、桂枝半両

右伍味、各散となし、更に臼中於《に》之を治め、白飲に和し方寸匕服す。日に参服す。煖水を多飲し汗出ずれば愈ゆ。

［コメント］ 本条は、(傷)の一四五条の前半一段目に相当する。※1は、此処では宋本に従がっているが、康平本には〝反って少し渇す者〟とある。※2は(傷)一四五条の条文中の末尾二段目に相当する。五苓散の方は(傷)の、六九条の条文の後の文。

**九三条・寒実結胸、熱無き証者、※1三物小白散を与う。方。**

**桔梗拾捌銖、巴豆陸（六）銖皮去り赤黒に熬り脂の如く研《す》る、貝母拾捌銖**

**右参味擣《つき》散となし、巴豆を内《い》れ更に臼中於《に》之を治め、白飲に和し服す。強人は半銭匕、羸者は之を減ず。**

**病上に在れば則ち吐し、下に在れば則ち利す。利さ不《ざ》れば熱粥一杯進める。利止ま不《ざ》れば冷粥一杯進める。**小字・一に云冷水一杯。**※2身熱し皮粟《ぞく》解せず。衣を引いて自から覆わんと欲し、若しくわ水を以て之に噀《ふ》き之を洗う。更に益《ますま》す熱せ令《し》め、却《かえっ》て出ることを得ず。当に汗すべくして汗せざれば即煩す。假令《もし》汗出で已って、腹中痛むは、芍薬参両を与う。上法の如し。**

［コメント］ 本条の条文は、(傷)の一四五条の末尾三段目に相当する。※1は、〝三物小陥胸湯を与う。傍註・白散亦服すべし〟とある。

※2の「身熱し」以下の条文は、傷の一四六条十四字詰に相当する。

九四条・太陽と少陽の併病、※頭痛或は眩冒し結胸の如く、心下痞し而《て》堅なるは、当に肺兪肝兪大椎第一間を刺すべし。慎んで、汗を発す可《べ》からず。汗を発せば即譫語す。則ち脈弦、五日譫語止まずば当に期門を刺すべし。

[コメント] 本条は、傷の一四七条十三字詰に相当し、※は、〝頭項強痛、或は眩冒、時に結胸の如く〟、となっていて、やや相違がある。

九五条・心下、但満《み》ち而《て》痛まざる者《は》、※此れ痞と為す。半夏瀉心湯之を主る。方。
半夏半升洗、黄芩、乾薑、人参、甘草各参両炙、黄連壹両、大棗拾弐枚擘。
右柒味、水壹斗を以て煮、陸升取、滓を去、壹升を温服す、日に参服す。

[コメント] 本条は、傷の一五四条の末尾の三段目の条文で、※は嵌註である。

九六条・脈浮緊、※而《しか》るに之を下し、緊は反って裏に入る。則ち痞と作《な》る。之を按ずるに自《おの》ずから濡《なん》、但気痞す耳。

［コメント］　本条は、(傷)の一五六条十四字詰に相当する。※は〝復之を下し〟である。これは、千金翼の文言のほうが分る。

九七条・太陽の中風、※1吐下嘔逆するは、※2表を解し、乃ち之を攻む。其の人漐漐と汗出で、発作時有り。頭《かしら》痛み、心下痞し堅満、※3脇下に引いて嘔し即《すなわ》ち短気す。※4此れ、表解すも裏未だ和せず。十棗湯之を主る。方。

芫花熬、甘遂、大戟各等分。

右参味、擣《つき》きて散となし、水壹升伍合を以て先に大棗拾枚を煮、取捌合せ棗を去り、強人は薬末壹銭匕、羸人は半銭匕内れ、平旦に温服す。若し下ること少きや利せ不《ざ》る者は、明旦更に半銭匕加えて服す。快下を得ば、糜粥自から養う。

［コメント］　本条は、(傷)の一五七条に相当するが、※1は〝下利嘔逆は〟とあり、※2は傍註

である。※3は〝脇下に引いて痛み、乾嘔、短気、汗出で、悪寒せざる者〟である。※4は、傍註。千金翼の文章は、(傷)に比して分りにくい。((傷)の参照を要す。)

九八条・太陽病、※1其の汗を発し、遂に発熱し、悪寒す。復た之を下し、則ち心下痞す。※2此れ表裏俱に虚せり。陰陽の気併せて竭《けつ》す。※3陽無くば、則ち陰独りなり。焼針を加うれば、胸煩し、※4面食青黄、膚瞤《じゅん》す。此れ難治となす。今、色微黄、手足温なる者《は》愈ゆ。

［コメント］　本条は、(傷)の一五八条が四段に、分れている条文のうちの一段目に相当する。

※1は、〝医汗を発し〟である。※2は嵌註。※3は傍註。※4は嵌註である。

九九条・心下痞し、之を按じて自《おの》ずから濡《なん》、関上※の脈浮なる者《は》、大黄黄連瀉心湯之を主る。方。

大黄弐両、黄連壹両。

右弐味、麻沸湯弐升を以て之に漬《ひた》し、須臾に滓を去り、分温再服する。小字・此の方必ず黄芩有。

［コメント］　本条は、(傷)の一五八条の二段目に相当する。方は、条文の四段目の後にある。

百条・心下痞し、而して復《また》悪寒し、汗出ずる者《は》、附子瀉心湯之を主る。方。

附子壹枚炮別に煮た汁を取、大黄弐両、黄連、黄芩各壹両

右肆（四）味、麻沸湯弐升を以て之に漬《ひた》し、須臾に滓を去り、附子を内《い》れ、汁を分温再服する。

［コメント］　本条は、(傷)の一五八条の三段目に相当する。方は条文の後、大黄黄連瀉心湯の方に継いである。

百一条・[※1]本之を下せるを以ての故に、心下痞す。之に[※2]瀉心を与えるも其の痞解せず、其の人渇而《し》て口燥煩し、小便不利の者は、五苓散之を主る。[※3]一方に言う、

之を忍べば一日に乃ち愈ゆと。小字・上方を用う。

[コメント] 本条は、㊕の一五八条の四段目に相当する。※1は傍註。※2は〝瀉心湯を与うるも痞解せず〟である。これでもよい。※3は嵌註。以上千金翼の四条文は㊕の一五八条の一条四段に当る。

百二条・傷寒、汗出でて之を解せる後、胃中和せ不《ず》、心下痞堅し、乾噫《あい》食臭す。脇下に水気有、腹中雷鳴而《し》て利す。生薑瀉心湯之を主る。方。

生薑肆両切《きざむ》、半夏半升洗、乾薑壹両、黄連壹両、人参、黄芩、甘草各三両炙、大棗拾弐枚擘。

右捌(八)味、水壹斗を以て煮て陸升取、滓を去り、壹升を温服する。日に参服。

[コメント] 本条及び方は、㊕の一五九条及び方に相当する。

百三条・傷寒の中風、医反って之を下し、其の人下利すること日に数拾行、穀化せ不《ず》、腹中雷鳴、心下痞堅而《し》て満つ、而《しか》して煩し、安きを得る能《あた》わず。医心下の痞を見て病盡きずと爲《な》し、復《また》重ねて之を下し、其の痞益《ますます》甚だし。※1此れ結熱に非《あら》ず、※2但胃中虚し、客気上逆する故之を堅なら使む。甘草瀉心湯之を主る。方。

甘草肆（四）両炙、黄芩　乾薑各参両、黄連壹両、半夏半升洗、大棗拾弐枚擘、一方に人参有参両

右陸（六）味　水壹斗を以て煮て陸升取、滓を去り、壹升温服す。日に参服す。

［コメント］　本条は、(傷)の一六〇条に相当し、※1は傍註、※2は嵌註である。

百四条・傷寒、湯薬を服すも、下利止まず、心下痞堅す。瀉心湯を服し、復、他薬を以て之を下すも、利止《や》まず、医、理中を以て之に与え、而て利益《ますます》甚し。※1理中は中焦を治すに、此の利は下焦に在り。赤石脂禹余粮湯之を主る。方。

赤石脂壹斤砕《くだく》、太一禹余粮壹斤砕。

右弐味、水陸升を以て煮て弐升取、滓を去り、分温参服す。若し止まざれば、※2当に小便を利すべし。

［コメント］　本条は、㊕の一六一条に相当し、※1、※2は嵌註である。

百五条・傷寒、吐下発汗し、虚し、煩し、脉甚だ微なること八九日、心下痞堅、脇下痛み、気上って喉咽を衝き、眩冒し、経脈動惕《てき》する者久くして痿と成る。

［コメント］　本条は、㊕の、一六二条十四字詰に相当する。痿《い》は、しびれ、いざり。

百六条・傷寒、汗を発し、吐下※して解して後、心下痞堅し、噫《あい》気除かざる者《は》、旋復代赭湯湯之を主る。方。

旋復花参両、人参弐両、生薑伍両切、代赭壹両砕、甘草参両炙、半夏半升洗、大棗拾弐枚擘

右柒（七）味、水壹斗を以て煮て陸升取、滓を去り、壹升温服す、日に参服す。

［コメント］　本条は、㊕の一六二条に相当し、※が〝若くは吐し、若くは下し〟である。

百七条・太陽病、外証未だ除かず、而《しか》るに数《しばしば》之を下し、遂に挟熱《きょうねつ》而《し》て利止まず。心下痞堅し、表裏解せざるは、桂枝人参湯之を主る。方。

桂枝肆両別切、甘草肆（四）両、白朮、人参、乾薑各弐両

右伍味、水玖升を以て先に肆味を煮て伍升取、滓を去り、桂を内《い》れ更に煮て参升取、滓を去り、壹升温服す。日に再夜に壹服。

［コメント］　本条は、㊕の一六五条と方に相当する。

百八条・傷寒、大いに下して後、其汗を発し、心下痞し、悪寒する者《は》、表未だ解せざる也。[※1]攻むる可《べか》らず。其の痞は当に先ず表を解し、表解さば乃ち其の痞を攻るべし。[※2]大黄黄連瀉心湯に宜し。小字・上方を用う。

［コメント］　本条は、㊕の一六六条に相当する。※1は傍註、※2は嵌註で〝表を解すには桂枝人参湯に宜し。痞を攻むるには大黄黄連瀉心湯に宜し〟である。千金翼は引用が疎雑。

百九条・病、桂枝の証の如くも、頭項強痛せず、脈微浮、胸中痞堅、気上って喉咽を衝き、息するを得ず。※1此れ胸に寒有りとなす。当に之を吐すべし。瓜蒂散に宜し。方。

瓜蒂熬、赤小豆各壹分。

右弐味、擣き散となし、※2豉壹合を湯柒合に之を漬《つ》け、須臾に滓を去り、散を湯中に内《い》れて和し、之を頓服する。若し吐さざれば、※3倘之に加う、快吐を得ば止《とど》む。諸亡血、虚家は瓜蒂散を与うべからず。

［コメント］　本条は、㊫の一六八条十四字詰に相当する。※1は傍註。※2は煎方の文言で、〝之を合せ治め一銭匕を取り、香豉一合を以て熱湯七合を用い、煮て稀糜を作り、滓を去り汁を取り、散を和し、温めて之を頓服する〟である。※3は〝少々加え〟である。㊫の煎方が分り易い。千金翼は、引用が疎雑である。

# 千金翼方・傷寒上（9） 巻第九 9

## 太陽病　雑療法　第七

小字・弐拾証方壹拾参首

二百条・中風、発熱六七日解せず。而て煩《しこうし》す。表裏の証有り。[※1] 渇して水を飲まんと欲し、水入り而《て》は吐す。此れを水逆となす。[※2] 五苓散之を主る。

［コメント］　本条は、㊫の七一条に相当する。※1は傍註、※2も傍註で〝名づけて水逆と曰う〟である。

二百一条・傷寒二三日、心中悸而《し》て煩す者は、小建中湯之を主る。

［コメント］　本条は、㊫の百三条に相当する。

方。

桂枝参両、甘草弐両炙、芍薬陸両、生薑参両切、大棗拾壹枚擘、膠飴壹升。

右陸（六）味、水柒升を以て煮て参升取滓を去り、飴を内《い》れ、壹升[※1]温服す。嘔[※2]気は服す可からず、甘きを以ての故也。

［コメント］　此の方は、㊫の百条の後にある。

※1に、〝更に微火に上せ消解し〟の文言が入る。

※2は、方後の文の後にある十三字詰の後註。

二百二条・傷寒、脉浮、而《しか》るに医火を以て之に迫刧《はっきょう》し、亡[※]陽す。驚狂、臥起安からざるは、桂枝去芍薬加蜀漆牡蛎竜骨救逆湯之を主る。方。

桂枝、生薑切、蜀漆各参両洗腥去、甘草弐両炙、牡蛎伍両熬、竜骨肆両、大棗拾

弐枚擘
右柒味、水捌升を以て先に蜀漆を煮弐升減じ　諸薬を内《い》れ　煮て参升取　滓を去り、壹升を温服す。

［コメント］　本条は、㊫の一一四条に相当する。※は、傍註。小字・一法に水壹斗弐升を以て煮伍升取と。

二百三条・焼針、其れ汗せ令《し》む。針処寒を被《こうむ》り核起り而《て》赤き者《は》、必ず奔豚を発す。気少腹従《より》上衝する者。其核上に灸すること一壮、桂枝加桂湯を与う。方。
桂枝伍両、芍薬、生薑各参両、大棗拾弐枚擘、甘草弐両炙。
右伍味、水柒升を以て煮て参升取、滓を去、壹升温服する。本云桂枝湯今桂を加え満して伍両、桂を加える所以者《ゆえんは》、以て奔豚気を能く洩す也。※

［コメント］　本条は、㊫の百二十条に相当する。※は嵌註で〝更に桂枝二両加える也。本云桂枝湯に、今桂枝五両を加う。桂を加える所以者《ゆえんは》、能く奔豚気を泄するを以て也〟である。

二百一条・火逆、之を下し。焼針に因り、煩躁する者《は》、桂枝甘草竜骨牡蛎湯之を主る。

方。桂枝壹両、甘草、竜骨、牡蛎各弐両熬。

右肆（四）味、水伍升を以て煮て弐升取※、滓を去り捌合温服する。日に参服

［コメント］　本条は、(傷)の一二一条に相当する。※は〝二升半取、滓を去り、八合温服す〟であり、僅かに違う。

二百二条・傷寒に温針を加うれば、必ず驚す。

［コメント］　本条は、(傷)は一二二条十四字詰に相当し、〝太陽、傷寒の者、温針を加うれば必ず驚す也〟である。

百二三条・太陽病六七日、表証続いて出ずる在※1、脈微に而《し》て沈なるに、反って結胸せず。其の人狂を発す者は、熱下焦に在るを以てなり。少腹堅満、小便自

利する者《は》、血下り、乃ち愈ゆ。※2然る所以者《ゆえんは》、太陽経に隨うも、瘀熱裏に在るを以ての故也。※3抵当湯を以て之を下すに宜し。

[コメント] 本条は、(傷)の一二八条に相当するが、※1は、〝表証仍お在り〟である。※2は嵌註。※3は、〝抵当湯之を主る〟である。

百二四条・太陽病、身黄、脉沈、結し少腹堅、※1小便不利の者は、血無しと爲《な》す。小便自利し、其の人狂の如き者は、※2血証諦《あきらか》也。抵当湯之を主る。

[コメント] 本条は、(傷)の一二九条に相当する。※1と※2は、傍註。

百二五条・傷寒熱有、少腹満つるは当に小便利せ不《ざ》るべし。今反って利する者《は》、※1血有と爲す也。当に須らく之を下すべし、※2余薬すべからず。抵当丸に宜し。

抵当湯 方

大黄弐両陸片に破、桃仁弐拾枚皮尖去熬、䖟虫足翅去熬、水蛭各参拾枚熬

右肆（四）味、水伍升を以て煮て参升取、滓を去り、壹升を温服す。下らざれば更に服す。

抵当丸　方

大黄参両、桃仁弐拾伍枚※3皮尖去熬、蝱虫※4足翅去熬、水蛭各弐拾枚熬。

右肆（四）味、擣分け、肆丸と爲《な》し、水壹升を以て壹丸を煮て柒合取り服す。晬時に当に下す。下さずば更に服す。

[コメント]　本方は、(傷)の百三十条に相当する。※1と※2は傍註であり、※3と※4は、方の傍註である。

百二六条・婦人中風、発熱、悪寒す、経水適《たまた》ま来り、七、八日、熱を得。除き、而《しこう》して脈遅、身涼、胸脇下満、結胸の状の如し。譫語す。此れ、熱血室に入ると爲《な》す。当に期門を刺す。※其れ虚実、而《しこう》して之を取る

[コメント]　本条は、(傷)の一四八条にほぼ相当する。※は〝其の実に随い而《て》之を取る〟である。

**百二七条・婦人中風七八日、続いて寒熱を得、発作時有り、経水適《たまたま》断つ者《は》、※此れ熱血室に入ると為《な》す。其の血必ず結す。故に、瘧状の如くなら使《し》む。発作時有るなり。小柴胡湯之を主る。**小字・方は柴胡湯門を見よ。

［コメント］本条は、㊫の一四九条に相当する。※は傍註である。

**百二八条・婦人傷寒、発熱し、経水適《たまたま》来る。尽日了了、暮に則ち譫語し、鬼状を見るが如し。此れ熱血室に入ると為《な》す。胃気及び上の二焦を犯すこと無くば、必ず当に自《おのず》から愈ゆべし。**

［コメント］本条は、㊫の一五〇条十四字詰に相当し、同文。

**百二九条・傷寒、大熱無きに、口燥渇す。而て煩《しこうし》し、其の背微悪するは、※白虎湯之を主る。**

［コメント］本条は、㊫の一七〇条に相当するが、※は〃白虎加人参湯之を主る〃である。

百三十条・傷寒、脈浮、発熱し、汗無く、※1其の表解せざるは白虎湯を与うるべからず。水を飲まんと欲し、表証無きは※2白虎湯之を主る。

［コメント］　本条は、(傷)の一七二条に相当する。※1は嵌註。※2は〝白虎加人参湯之を主る〟である。

百三一条・傷寒、脈浮滑、※此れ表に熱有り、裏に寒在るを以て、白虎湯之を主る。方

知母陸両、石膏壹斤砕、甘草弐両炙、粳米陸合

右肆（四）味、水一斗を以て煮、米熟し湯成れば滓を去り、壹升温服する、日に参服。

［コメント］　本条は、(傷)の一七八条に相当する。※の「此表に熱有り、裏に寒有り」の文言は、宋本のもので、康平本にはない。

又方

知母陸両、石膏壹斤碎、甘草弐両炙、人参参両、粳米陸合
右伍味、水壹斗を以て煮、米熟して湯成れば　滓を去り　壹升を温服する、日に参服す。

※「立夏の後立秋に至る前は、之を用うるを得。立秋の後は服すべからず。春三月、病常より苦しむも、裏冷ゆれば白虎湯亦之を与うるべからず、之を与うれば、即嘔利而《し》て腹痛む。

諸の亡血及び虚家も亦白虎湯を与うるべからず、之を得れば、則ち腹痛み而《て》利す。但当に之は温むるべし。」

［コメント］　此の方は、㊫の一七〇条の末尾にある白虎加人参湯の方で、※は方後の註の嵌註である。後人の追論。

百三二条・太陽と少陽の合病、自《おのず》から下利する者は、黄芩湯を与う。若し嘔する者は黄芩半夏生薑湯を与う。

黄芩湯　方、

黄芩参両、芍薬、甘草各弐両炙、大棗壹拾弐枚擘、

右肆味、水壹斗を以て煮て参升取　滓を去壹升温服す、日に再夜に壹服。

　黄芩加半夏生薑湯　方、

半夏半升洗、生薑壹両半切

右弐味、前方中に加入す、即是なり。

［コメント］　本条は、傷の一七四条に相当する。黄芩加半夏生姜湯の方は、傷の記述が正しいと思う。（要参照）

百三三条・傷寒、胸中熱有り胃中邪気有り、腹中痛み、嘔吐せんと欲するは、黄連湯之を主る。方。

黄連、甘草炙、乾薑、桂枝、人参各参両、半夏半升洗、大棗拾弐枚擘。

右柒味、水壹斗を以て煮て陸（六）升取、滓去り、温め※1分けて伍服とし、※2晝参夜弐服す。

［コメント］　本条は、傷の一七五条に相当するが、※1は〝温服す〟である。※2は嵌註であ

るが、その傍註に〝晝三夜二は疑うらくは仲景の法に非ず〟ともある。

**百三四条・傷寒八九日、風湿相搏《あいう》ち、身体疼煩、自《みず》から転側すること能わず。嘔せず渇せず、下已《おわ》る。※1脈浮に而て緊なるは、桂枝附子湯之を主る。若し其の人、大便堅、小便自利せば、朮附子湯之を主る。方、**

**桂枝肆（四）両、附子参枚炮、生薑参両切、大棗拾弐枚擘、甘草弐両炙**

**右伍味、水陸升を以て煮て弐升取、滓を去、分温参服す。**

**朮附子湯の方は、前方中於《に》桂を去り、白朮肆両加う 即是**

**壹服して身に痺《しび》れを覚えて半日許《ばかり》に復之を服し、盡す。其の人冒状の如きは、怪《あやしむ》勿れ、即是なり。附子、朮皮中を併走し水気を逐うも未だ除き得ず故に之れと使《し》むる耳。法は当に桂肆両を加うなり。※2大便堅く小便自利するを以ての故に桂は加えざる也。**

［コメント］ 本方は、(傷)の一七六条に相当するが※1は〝脈浮虚に而《し》て濇なるは〟である。※2は、方後の註の嵌註で、〝此れ本一方二法、大便鞕く小便自利なるを以て桂を去る也。大便鞕からず、小便利せざるは以て、当に桂を加えるべし。附子三枚（傍註で恐らくは多き也）虚

弱家、及び産婦は宜しく服すに之を減ずべし〟とある。後人の追論である。

百三五条・風湿相搏ち、骨節疼煩、掣痛し屈伸することを得ず、之に近づけば則ち痛み劇しく、汗出で短気す。小便利せず、悪風し衣を去ることを欲せず。或は身微腫す。甘草附子湯之を主る。方。

甘草弐両炙、附子弐枚炮、白朮参両、桂枝肆両。

右肆（四）味、水陸升を以て煮て参升取、滓を去、壹升温服す、日に参服。※1初め服して微汗を得れば即※2止む。能く食し、汗止むも、復煩する者は、将に伍合服す。恐らくは壹升は多者《し》。※3陸（六）柒（七）合服せば愈ゆ。

［コメント］ 本条は、(傷)の、一七七条に相当する。※1以下は方後の註の嵌註で、〝初め服して微汗を得れば※2即解し、能く食し汗出で止む。復煩す者《は》、将に五合服す。一升の多きを恐る者は、※3宜しく六七合服すべし。妙と為す〟となっている。

百三六条・※1傷寒、脈結代、心動悸するは、炙甘草湯之を主る。方。

甘草肆両炙、桂枝、生薑各三参切《きざむ》、麦門冬心去半升、麻子仁半升、人参、阿膠各弐両、大棗参拾枚擘、生地黄壹斤切、

右玖（九）味、清酒柒（七）升水捌（八）升を以て、[※2]煮て参升取、滓を去、膠を内《い》れて盡く消烊し、壹升温服す、日に参服す[※3]。

［コメント］　本条は、(傷)の一七九条に相当する。※１は〝傷寒解して後〟とあり、※２は〝先に八味を煮て〟である。※３には方の末尾の嵌註で〝一名復脉湯と名づく〟とある。

# 千金翼方・傷寒上（10） 巻第九 10

## 陽明病状 第八（1）

小字・柒拾伍註、方壹拾壹首

百三七条・陽明の病たる、胃中寒、※是《これ》なり。

［コメント］ 本条は、㊇傷の一八二条に相当するが、※は〝胃家実是也〟とある。千金翼は引用の疎誤。

百三八条・問うて曰く、※1太陽陽明に、正陽陽明有り、微陽陽明有りとは、何の謂《いい》ぞ也《や》。

答えて曰く、太陽陽明は脾約是也。正陽陽明は胃家実是也。※2微陽の陽明は、其れ汗を発し、若くは利し、其れ小便を利す。胃中燥《かわ》き、便難し。是也。

［コメント］　本条は、(傷)の百八一条十三字詰に相当する。※1は、問うて曰く〝病に太陽陽明有り、正陽陽明有り、少陽陽明有りとは何の謂《いい》ぞ也《や》〟とあり、※2は〝少陽陽明者《は》、汗を発し、小便を利し已《おわ》り、胃中燥き煩し実す。大便難し。是也。〟である。千金翼は引用が疎漏。

百三九条・問うて曰く、何に縁《よっ》て陽明病を得るか。答えて曰く、太陽病、其の汗を発し、若《もし》くは之を下し、※1其の津液を亡い、胃中乾燥す。因《よっ》て陽明と為《な》る。※2更衣せず而《しこうし》て便難し。復《ま》た陽明病と為《な》す。

［コメント］　本条は、(傷)の百八三条十三字詰に相当する。※1は〝若くは小便利し此《ここ》に津液を亡い〟である。※2は、〝更衣せず、内実し、大便難き者、此、陽明と名づくる也〟である。

百四十条・問うて曰く、陽明病の外証は何ぞやと云う。答えて曰く、身熱し、汗出で、而《しこうし》て悪寒せず、但反って悪熱すと。

［コメント］　本条は、㊕の百八四条十三字詰に相当する。同文。

百四一条・問うて曰く、病、之を得て一日、発熱、悪寒する者有り、何ぞやと。答えて曰く、然り、二日・悪寒自から罷《やむ》と雖も、即汗出で、悪熱する也。曰く、悪寒は何故に自《おのず》から罷《や》むか。答えて曰く、陽明は中に処《あ》り、土を主り、萬物の帰する所、復《また》伝える所無し。故に始め悪寒すると雖も、二日自ずから止む。是陽明病と為《な》す。

［コメント］　本条は、㊕の百八六条十三字詰に相当する。後人の追論。

百四二条・太陽※初め病を得し時、其の汗を発し、汗先ず出ずるも復《また》徹せず、因て陽明に転属す。

〔コメント〕　本条は、(傷)の百八七条十四字詰に相当する。※は、〝本太陽初め病を得し時〟である。

百四三条・※1病発熱し汗無く、嘔して食すること能わず、而《しこうし》て反って汗出ずること濈濈《しゅうしゅう》然。※2是転じて陽明に在りと為す。

〔コメント〕　本条は、(傷)の一八八条十四字詰に相当する。※1は〝傷寒、発熱し汗無く〟、※2は〝是陽明に転属する也〟である。本条と前の百四二条は、康平本は別条であるが、宋本は合せた一条である。

百四四条・傷寒※1陽明に伝繫する者《は》、其の人、後濈然と※2汗出ず。

〔コメント〕　本条は、(傷)の一九一条に相当する。※1は、〝陽明に転繫する者〟であり、※2は〝微汗出ずる也〟である。

**百四五条・陽明の中風、口苦く、咽乾き、腹満、微喘、発熱、悪寒し、脈※浮若《も》くは緊、之を下す。則ち腹満し、小便難也。**

［コメント］　本条は、(傷)の百九二条十三字詰に相当する。※は〝脈浮に而《し》て緊、若くは之を下す。〟である。千金翼は引用が疎漏。

**百四六条・陽明病、能※く食すを中風と為《な》す。食すこと能わざるを中寒と為《な》す。**

［コメント］　本条は、(傷)の百九三条十三字詰に相当する。※は〝若し能く食すを〟である。

**百四七条・陽明病中寒、食すこと能わず而《し》て小便不利、手足濈然と汗出ず。此※1れ、堅瘕を作《なさ》んと欲すと為《な》す也。必ず頭堅く後溏《ゆる》し。※2然る所以《ゆえん》者《は》、胃中冷え、水穀別れざる故也。**

［コメント］　本条は、(傷)の百九四条十四字詰に相当する。※1は傍註、※2は嵌註。

百四八条・陽明病、之《これ》初め食せんと欲すと爲す。※1小便反って数せず、大便自調す。其の人骨節疼み、翕翕と熱有るが如き状、奄《えん》然と狂を発し、濈然と汗出で而《て》解す。※2此れ、水穀、気に勝《まさ》らず、汗と共に并せ堅き者。即愈ゆ。

〔コメント〕　本条は、(傷)の百九五条十四字詰に相当し、※1は、〝小便反って利せ不《ず》〟である。※2は嵌註で〝汗出で而《て》解す者《は》、此れ水穀、気に勝不《まさらず》、汗与《と》共に併《あわせ》、脈緊なり、則愈ゆ〟となっている。千金翼は引用が疎誤。

百四九条・陽明病　解せんと欲する時は、※申従《より》戌に盡《おわ》る。

〔コメント〕　本条は、(傷)の百九六条十三字詰に相当する。※は、〝申従戌《さるよりいぬ》の上に至る〟である。

百五十条・陽明病、食すこと能わず、之を下して解せず。其の人食すこと能わざるに、其の熱を攻むれば、必ず噦《えつ》す。※1然るゆえん者《は》、胃中虚冷するが故也。※2其の人、本虚、其の熱を攻むれば必ず噦す。

［コメント］　本条は、㊕の百九七条十四字詰に相当する。※1は嵌註、※2は傍註である。陽明病に似た太陰病の論である。

**百五一条・陽明病、脉遅、食用《もちいて》飽難《あきがた》し、飽きれば即微煩し、頭眩する者、必ず小便難し。※1此れ穀疸と作《な》さんと欲す。之を下すと雖も、其の腹必ず満ち故《もと》の如き耳《のみ》。※2然るゆえん者《は》、脉遅なる故也。**

［コメント］　本条は、㊕の百九八条十四字詰に相当する。※1は傍註、※2は嵌註。陽明病に似た裏寒証の穀疸を論じている。

**百五二条・陽明病※久久《ひさびさ》に而堅き者。陽明病は当に汗多し、而《しか》るに反って汗無し。其の身虫の皮中を行くの状の如きは、此れ久く虚する故と爲す也。**

［コメント］　本条は、㊕の百九九条十三字詰に相当するが、※は〝陽明病、法は汗多し、反って汗無し〟で「久久に而堅き者」の文言は康平本にも宋本にも無い。意味も不明。

百五三条・冬※1、陽明病、反って汗無し。但、小便利す二三日、嘔而《し》て欬し、手※2足若し厥す者《は》、其の人頭必ず痛む。若し嘔せず、欬せず、手足厥せざる者は、頭痛まず。

［コメント］　本条は、(傷)の二〇〇条十三字詁に相当する。※1は無い。※2は〃手足厥す者は必ず頭痛に苦しむ。若し欬せず、嘔せず、手足厥せざる者は、頭痛まず〃である。千金翼は引用が疎雑。

百五四条・冬※、陽明病、但頭眩し、悪寒せ不《ず》、故に能く食す。而《しかう》して欬す者、其の人咽必ず痛む。若し、欬せざる者は、咽痛まず。

［コメント］　本条は、(傷)の二〇一条十三字詁に相当する。※の「冬」の字は無い。後人の追記。

百五五条・陽明病、脉浮に而《し》て緊、其※の、熱必ず潮す。発作時有り。但、浮なる者は、必ず盗汗出ず。

［コメント］ 本条は、傷の二〇四条十三字詰に相当する。※は〝必ず潮熱す〟である。

**百五六条・陽明病、汗無く、小便利せず、心中懊憹す。必ず黄を発す。**

［コメント］ 本条は、傷の二〇二条十四字詰に相当する。

**百五七条・陽明病、火を被《こうむ》り、額上に微汗出で、而て《しこうし》小便利せず、必ず黄を発す。**

［コメント］ 本条は、傷の二〇三条十四字詰に相当する。前条と共に黄疸が発症する論。急性肝炎か？

**百五八条・陽明病、口燥《かわき》、水を漱《すすが》んと欲し、※咽《のむこと》を欲せざる者は、必ず衄す。**

［コメント］ 本条は、傷の二〇五条十三字詰に相当する。※は〝嚥せんと欲せざる者は、此れ、必ず衄す〟である。（嚥、のみこむ。）

**百五九条・陽明病、本　自汗出ず、医、復重ねて其の汗を発す。病已に差《い》ゆるに、其の人微煩し了了たらず。※1此れ、大便堅き也。必ず津液を亡い胃中燥く、故に※2其れ堅から令む。※3当に小便日に幾行かを問うべし。若し、本、日に三四行、今日は再行なる者は、必ず大便久しく出でざるを知る。今、小便数と為《な》るは、少し津液当に還て胃中に入れる故、必ず当に大便することを知る也。**

［コメント］　本条は、(傷)の二〇六条十四字詁に相当するが、引用の齟齬、疎漏が多い。※1は傍註で〝此れは必ず大便鞕き故也〟であり、※2は〝故に大便鞕から令《し》む〟である。※3は長い嵌註で、〝当に其れ小便日に幾行なるかを問うべし。若し、本は小便日に三四行、今は日に再行、故に、大便久しからず（不）出ずるを知る。今、小便数少と為す。津液当に還り胃中に入るべし、故に久しからずして、必ず大便するを知る也〟となっている。

**百六〇条・夫れ、病、陽多き者は熱。之を下さば、則ち堅（となる）。汗出ずること多く極むるに、其の汗を発せば亦堅（となる）。**

［コメント］　此の条文に相当する(傷)の条文はみあたらない。文意も不明瞭。千金翼の追論で

あろう。

# 千金翼方・傷寒上（11）　巻第九 11

**百六一条・傷寒、嘔多きは、陽明証有りと雖も攻むる可《べから》ざる也。**

［コメント］　本条は、㊝の二〇七条十四字詰に相当する。

**百六二条・陽明病、当に心下堅満なるべし、之、攻むる可《べから》ず。之を攻めて遂※に利し止まざる者は利止ま者《ば》愈ゆ。**

［コメント］　本条は、㊝の二〇八条十三字詰に相当する。※は〝之を攻めて利遂に止まざる者は死す、止む者は愈ゆ〟である。千金翼は引用が疎漏。

百六三条・陽明病、※合色《みな》赤きは之を攻むる可《べか》らず、必ず熱を発す。色黄の者は小便利せざる也。

［コメント］　本条は、㊌の二〇九条十三字詰に相当する。〝面合《みな》赤きは、之を攻むる可からず〟である。千金翼は引用がやや疎雑。

百六四条・陽明病、吐さず、※1下だ而《し》て煩す者は、※2承気湯を与うるべし。

［コメント］　本条は、㊌の二一〇条十三字詰に相当するが、※1は〝下さず、心煩する者は〟であり、※2は、〝調胃承気湯〟である。千金翼は引用が疎漏。

百六五条・陽明病、其の脉遅、汗出で、悪寒せずと雖も、其の体必ず重く、短気し、腹満而《し》て喘す。潮熱有り。※1此の如き者、其の外解すと爲《な》す、其の裏を攻むる可《べ》し。手足濈然と汗出ず、此れ已《い》に堅しと爲《は》す。※2承気湯之を主る。

［コメント］　本条は、㊌の二一一条に相当する。※1は傍註で、〝潮熱有る者は、此れ外解せ

 んと欲す、裏を攻むる可《べ》き也。汗出ずる者は、此れ大便已に鞕き也〟である。※2は〝大承気湯〟である。千金翼は引用が疎漏。

**百六六条・若し、汗出ること多く、而て微悪寒《しこうし》[※1]するは、外未だ解せずと爲《な》す。其の熱潮せざれば、承気湯を与うる[※2]勿《なか》れ。若し、腹大に満ち而《て》大便せ不《ざ》る者は、小承気湯を与うる可《べ》し。微《すこし》く其の胃気を和し、大下[※3]に至ら令《し》むること勿《なか》れ。**

［コメント］　本条は、㊫の二一二条十四字詰に相当する。※1は、〝微し発熱し悪寒する者〟であり、※2は〝未だ承気湯を与うる可からず〟である。※3は〝大泄下に至らしむる勿れ〟である。

尚、前条の百六五条と本条は、千金翼方と康平本は別条になっているが、宋本は、一条になっている。

**百六七条・陽明病、潮熱し、微《すこ》[※1]しく堅きは承気湯[※2]を与うる可《べ》し。堅からざるは[※3]之を与うること勿《なか》れ。**

〔コメント〕　本条は、(傷)の二一三条に相当する。※1は、〝大便微しく鞕き者〟であり、※3は、傍註で〝鞕からざる者は、之を与うる可《べ》からず〟である。※2は康平本は〝小承気湯〟であるが、宋本は大承気湯になっている。康平本が適宜。

**百六八条・若し、大便せざること六七日なるは、恐らくは燥屎有らん。之を知らんと欲するの法は、※1小承気湯を与うる可《べ》し。※2若し、腹中轉失気する者は、此れ燥屎有りと爲《な》す。乃ち之を攻むる可《べ》し。若し、転失気せざる者は、此れ、但、※3頭堅く後溏《ゆる》し、之、攻むる可《べ》からず。之を攻むれば必ず腹脹満し、食すこと能《あた》わず。水を飲まんと欲する者は、※4側噦す。**

**其の後発熱する者は、※5必ず復堅なり。小承気湯を以て之を和せ。**

**若し、転失気せ不《ざ》る者は、慎《つつし》んで之を攻むる可不《べからず》。**

〔コメント〕　本条は、復の二一四条十四字詰に相当するが、※1は〝少しく小承気湯を与う〟である。※2は〝湯腹中に入りて転失気する者〟である。※3は、〝初頭鞕く後必ず溏し〟であり、※4は、〝水を与えれば則ち噦す〟である。※5は、〝必ず大便復《また》鞕に而《し》て少き也〟である。

百六九条・夫れ実するは則ち譫語し、虚するは則ち鄭声《ていせい》す、※鄭声者《は》重語是也。直視し、譫語し、喘満する者は死す。下利する者も亦死す。

［コメント］ 本条は、(傷)の二一五条十四字詰と二一六条十三字詰を一条にしてある。宋本も一条になっている。※は、傍註。

百七〇条・陽明病、※1其の人汗多く、津液外出す。胃中燥き、大便必ず堅し。堅き者は、則ち譫語す。※2承気湯之を主る。※3

［コメント］ 本条は、(傷)の二一九条十四字詰に相当する。※1は、〝其の人汗多く、津液外出するを以て〟である。※2は〝小承気湯之を主る〟である。※3に〝若し一服し譫語止む者は、更に復服すこと莫《なか》れ〟と続いている。

百七一条・陽明病、※1譫語し、妄言し、潮熱を発す。其の脈滑疾、此《かく》の如き者、※2承気湯之を主る。承気湯壹升を与え、因って腹中転気する者は、復《また》、壹升与え、転気せざるが如き者は、之を与うること勿れ。
明日又大便せず、脈反って微渋、此れ裏虚すと為《な》す。難治と為《な》す。※3復《また》承気湯を与うるを得ず。

〔コメント〕　本条は、(傷)の二二〇条十四字詰と二二一条十三字詰に相当する条文を一条にまとめている。宋本も同様である。(傷)の※1は〝譫語し、潮熱を発す（宋本も同）〟である。※2は〝小承気湯之を主る〟である。※3は、〝更に承気湯を与うる可からず〟である。

百七二条・陽明病、譫語し、潮熱有るに、反って食すること能わざる者は、必ず燥屎五六枚有り。若し能く食す者は、但堅き耳《のみ》。※承気湯之を主る。

〔コメント〕　本条は、(傷)の二二二条十三字詰に相当する。※は、〝大承気湯に宜し、之を下せ〟である。

百七三条・陽明病、下血而《し》て譫語する者《は》、此れ熱血室に入ると為《な》す。但、頭汗出ずる者は、当に期門を刺し、其[※]の実に随って之を写す。濈然と汗出ずる者は則ち愈ゆ。

[コメント] 本条は、(傷)の二二三条十三字詰に相当する。後人の註。

百七四条・汗出で而して譫語する者は、燥[※1]屎有り、胃中に此れ風在る也。過経するは乃ち之を下す可し。之を下すこと若し早くば、語言必ず乱る。表[※2]虚裏実するを以て之を下す。則ち愈ゆ。承[※3]気湯に宜し。

[コメント] 本条は、(傷)の二二四条十四字詰に相当する。※1は、〝燥屎有り、胃中に在るを以て也(傍註・此れ風となす)〟である。
※2は、〝表虚裏實するを以ての故也。(傍註・此れ風となす)〟である。※3は、〝大承気湯に宜し。〟である。

百七五条・傷寒四五日、脈沈に而《し》て喘満、沈[※]は裏に在りと爲す。而《しか》るに反って其の汗を発し、津液越出し、大便難となる。表虚裏実久しくば則ち譫語す。

[コメント]　本条は、(傷)の二二五条十四字詰に相当する。※は、傍註である。

百七六条・陽明病、之を下し、心中懊憹而《し》て煩す。※1胃中に燥屎有る者は攻むる可《べ》し。※2其の人腹微満するも、頭堅く後溏《ゆる》き者は之を下す可《べか》らず。※3燥屎有る者は、承気湯に宜し。

[コメント]　本条は、(傷)の二四三条に相当する。※1は〝胃中に燥屎有る者は大承気湯に宜し〟である。※2は、条文末尾にある嵌註で〝若し燥屎有る者は攻るべし。腹微満すも、初頭鞕く、後必ず溏き者は、之を攻むるべからず〟である。※3の文言は無い。

百七七条・※病者五六日、大便せず。臍を繞《めぐ》り痛み、躁煩す。発作時有り、此れ燥屎有りと為す。故に大便せ使《し》めざる也。

[コメント]　本条は、(傷)の二四四条十四字詰に相当する。※は、〝病人、大便せ不《ざ》ること五六

日〃である。

**百七八条・病者、煩熱し汗出で、即解す、復た、瘧状の如く日晡所発する者は、陽明に属す。脈実の者は、当に之を下すべし。※1脈浮虚の者は、当に其の汗を発す。※2之を下すに承気湯に宜し。汗を発するには桂枝湯に宜し。**小字・方は桂枝湯門に見はす。

［コメント］ 本条は、(傷)の二四五条十四字詰に相当する。※1は、〃脈浮虚の者は、宜しく汗を発すべし。〃である。※2は、〃之を下すには大承気湯を与う。〃である。

**百七九条・大いに下して後六、七日、大便せず、煩解せず、腹満痛する者は、此れ燥屎有り。※1然るゆえんの者は本《もと》宿食有る故也。※2承気湯に宜し。**

［コメント］ 本条は、(傷)の二四六条に相当する。※1は、傍註。※2は〃大承気湯に宜し〃である。

百八十条・病者、小便不利、大便乍《たちま》ち難《かた》く乍《たちま》ち易し。時に微熱有り、※1怫鬱と臥す能わざるは、燥屎有る故也。※2承気湯に宜し。

[コメント]　本条は、(傷)の二四七条十四字詰に相当する。※1は〃喘冒、臥すこと能わざる者〃である。※2は、〃大承気湯に宜し。〃である。

百八一条・病を得て二、三日、脉弱、太陽、柴胡の証無く而《しこう》して煩し、心下堅、四日に至り能く食すと雖も、小承気湯を以て少し与え、之を微和し、小安せし令《む》め、六日に至り承気湯壹升を与うるも、大便せざること六七日、小便少き者は、※1不大便と雖も但頭堅く後溏《ゆる》し。未だ定りて其れ堅く成らず、之を攻むれば必ず溏《とう》す。当に、須らく小便を利し、堅く定るをまちて乃ち之を攻むるべし。※2承気湯に宜し。

[コメント]　本条は、(傷)の二五六条十三字詰に相当する。※1は〃食を受けずと雖も但初頭輭く、後必ず溏《ゆる》し〃である。※2は〃大承気湯に宜し〃である。

**百八二条・※1傷寒七八日、目中了了たらず、晴和せず、表裏の証無く、大便鞕く、微熱の者は、※2此れ実と爲《な》す。急に之を下せ。※3承気湯に宜し。**

［コメント］ 本条は、(傷)の二五七条十四字詰に相当する。※1は、〝傷寒六、七日〟である。※2は傍註、※3は〝大承気湯に宜し。〟である。

**百八三条・陽明病、発熱し汗多き者は、急に之を下せ。※承気湯に宜し。**

［コメント］ 本条は、(傷)の二五八条十三字詰に相当する。※は〝大承気湯に宜し。〟である。

**百八四条・発汗せるも解せず、腹満痛する者は、急に之を下せ。※承気湯に宜し。**

［コメント］ 本条は、(傷)の二五九条十三字詰の前半で、※は、〝大承気湯に宜し。〟である。

**百八五条・腹満減ぜず、減ずるも言うに足らざるは、当に之を下すべし。※承気**

湯に宜し。

[コメント]　本条は、(傷)の二五九条十三字詰の後半に相当する。※は、〝大承気湯に宜し。〟である。(傷)は一条であり、後人の註。

百八六条・陽明与《と》少陽の合病、※1而《しこうし》て利し、脉※2負《そむ》かざる者は、順と為す。滑に而《し》て数の者は宿食有り。※3承気湯に宜し。　小字・方は承気湯門に見る。

[コメント]　本条は、(傷)の二六〇条十四字詰に相当する。※1は〝必ず下利し〟で、※2は傍註で、〝其の脉負《そむ》か不《ざ》る者は順と為《な》す也。〟であり、嵌註に〝負く者は失也。互に相尅賊《こくぞく》し、名づけて負と爲す也〟の文言がある。※3は〝大承気湯に宜し〟である。千金翼は引用が疎漏。

百八七条・陽明病、脉浮緊、咽乾き口苦く、腹満、而て喘し、発熱、汗出で、悪寒せず、反って偏《かたわら》悪熱し、其の身体重し。汗を発すれば即躁《さわが》し、心中憒憒、而して反って譫語す。温針を加うれば必ず怵惕し又煩躁し、眠るを得ず。之を下せば胃中空虚、客気膈を動じ、心中懊憹す。舌上胎の者は、[※]梔子湯之を主る。

［コメント］　本条は、(傷)の二二八条に相当する。※は、〃梔子豉湯〃である。(傷)はこの文言に続いて白虎加人参湯と猪苓湯の論がある。(傷)中の不可解な条文ではある。

百八八条・陽明病、之を下し、其れ外熱有り。手足温、[※1]結胸せざるも、心中懊憹す。

若しくわ飢えるに食すこと能わず。但頭汗出ずるは、[※2]梔子湯之を主る。方。

梔子拾肆（四）枚擘、香豉肆（四）各綿裹む。

右弐味、水肆（四）升を以て先に梔子を煮て弐升半取、豉を内《い》れて煮て壹升半取、滓を去、分て再服温進す。壹服して快吐を得れば後服を止む。

［コメント］　本条は、(傷)の二三四条に相当する。※1は傍註で〃小結胸〃、宋本は不結胸がある。※2は〃梔子豉湯之を主る。〃である。

百八九条・三陽の合病、腹満、身重く、以て転側し難く、口不仁、[※1]言語向経、譫語、遺尿、汗を発すれば則ち譫語し、之を下せば則ち額上汗を生じ、手足厥冷す。[※2]白虎湯之を主る。小字・桉るに諸本皆云向経刊改を敢てせ不。

［コメント］　本条は、傷の二二六条に相当する。※1は〝面垢《あかつき》、譫語、遺尿〟である。※2は、〝若し自汗出る者は白虎湯之を主る。〟である。千金翼は引用が疎漏。

# 千金翼方・傷寒上（12） 巻第九 12

百九十条・若し渇して水を飲まんと欲し、口乾き舌燥く者は、※白虎湯之を主る。

小字・方は雑療中に見す。

［コメント］ 本条は、（傷）の二二九条の前半に相当する。※は、〝白虎加人参湯之を主る〟である。

百九一条・若し、※脈浮、発熱し、渇して水を飲まんと欲し、小便不利《りせざる》は、猪苓湯之を主る。方。

［コメント］ 本条は、（傷）では前条に続く二二九条の後半に相当し、※は傍註である。

猪苓黒皮去る、茯苓、沢瀉、阿膠、滑石砕各壹両

右伍味、水肆（四）升を以て先に肆味を煮て弐升取、滓を去り、膠を内れて烊消し、柒合温服する、日に参服する。

〔コメント〕　猪苓湯の方は、(傷)では三二一条の末尾にある。

百九二条・陽明病、汗出ずること多く而《し》て渇す者は、猪苓湯を与うる可《べ》からず汗多きを以て胃中燥く。猪苓湯、復其の小便を利する故也。

〔コメント〕　本条は、(傷)の二三〇条十三字詰に相当する。後人の註。

百九三条・※胃中虚冷は、其の人食すること能わざる者は、水を飲まば即噦す。

〔コメント〕　本条は、(傷)の二三二条十三字詰に相当する。※は、〃若し胃中虚冷せば〃である。

百九四条・脉浮発熱し、口乾き、鼻燥く。能く食す者は、即衂す。

［コメント］ 本条は、㊕の二二三条十三字詰に相当する。以上の三条は後人の註。

百九五条・若し、脉浮遅、表熱裏寒、下利清穀なるは、四逆湯之を主る。方。
甘草弐両炙、乾薑壹両半、附子壹枚生、皮去り擗片に破
右参味、水参升を以て煮て 壹升弐合取、滓去り、分温再服す、強人は大附子壹枚乾薑参両が可《よし》。

［コメント］ 本条は、㊕の二三一条十四字詰に相当する。

百九六条・陽明病、潮熱を発し、大便溏《ゆる》く、小便自《おのず》から可、而て胸骨《しこうし》※満去ら不《ざ》るは、小柴胡湯之を主る。

［コメント］ 本条は、㊕の二三五条に相当する。※は〝胸脇満去ら不る者《は》は、柴胡湯之を主る〟である。千金翼は引用が疎漏。

百九七条・陽明病、脇下堅満、大便せず、而《しこうし》て嘔し、舌上胎の者は、小※柴胡湯を以てす可し。上焦通じるを得、津液下るを得、胃気因《よっ》て和し、身濈然と汗出で而《て》解す。

[コメント] 本条は、(傷)の二三六条十四字詰に相当する。※は〝小柴胡湯を与うる可《べ》し〟である。(傷)は、分りやすい。陽明と少陽併病の論。

百九八条・陽明の中風、脈弦浮大、而《しこう》して短気、腹都《すべて》満ち、脇下及び心痛む、久く之を按ずれば気通ぜず。鼻乾き、汗を得ず。其の人臥を嗜み、一身及目悉《ことごと》く黄。小便難、潮熱有り、時時噦す。耳の前後腫れ、之を刺すに、小しく差《い》ゆるも、外解せず。

病、十日を過ぎ、脈続いて浮、小柴胡湯を与う。但※1浮、余証無きは麻黄湯を与う。※2溺不《にようせず》、腹満し、噦を加うるは治せ不《ず》。小字・方は柴胡湯門に見す。

[コメント] 本条は、(傷)の二三七条に相当する。※1は、〝脈但浮〟である。※2は嵌註で、〝若し尿せず、腹満、噦の加わる者は治せず〟である。少陽と太陽の併病の変証か?

百九九条・陽明病、其の脈遅、汗出ずること多く、而《しこうし》て微悪寒し、表未だ解せざるは、汗を発す可し。桂枝湯に宜し。

［コメント］　本条は、(傷)の二三九条十三字詰に相当する。陽明と太陽の併病の論。後人の追論。

二〇〇条・陽明病、脈浮、汗無く、其の人必ず喘す。汗を発せば即愈ゆ。麻黄湯に宜し。小字・方並に上に見す。

［コメント］　本条は、(傷)の二四〇条十三字詰に相当する。陽明と太陽の併病の実証の論。後人の追論。

二〇一条・陽明病、汗出で、若しくは其汗を発し、小便自利す。[※1]此れ内竭と為《な》す。堅しと雖も攻む可《べか》らず、当に湏（須）らく自《おの》ずから大便せんと欲するには、蜜煎導に宜し。而せば之を通ず。若くは、[※2]土爪根猪胆汁　皆以て導く。

方。蜜柒合、

右壹味、銅器中に内《い》れ、微火に之を煎じ、稍凝まり飴状の如くし、之を撹《かく》し（かきまぜ）、焦著《しょちゃく》（こげつかす）せ令《し》む勿れ可と欲す。捻りて丸じ、指の如く、長さ弐寸許《ばか》り、当に熱き時に急ぎ作る、頭を鋭なら令《し》め、以て穀道中に内《い》れ、手を以て急に抱《かか》え、大便せんと欲する時、乃ち之を去る[※2↓]。

又方、大猪胆壹枚、汁に瀉《つ》け、少法、酢を和し、以て穀道中に灌《そそ》ぐ。一食、頃の如きに、当に大便し、宿食悪物出で已《おわ》る。試みて甚だ良し。

［コメント］　本条は、㊸の二三八条十四字詰に相当する。※1は、傍註で〝此れ津液内竭と爲す〟である。※2は〝已に試みて甚だ良し。傍註・疑らくは仲景の意に非ず〟と続く。

二〇二条・陽明病、発熱而《し》て汗出ず。此れ熱越と爲し[※1]、黄を発すること能わざる也。但、頭汗出で其の身に無く斉（剤）頸而《し》て還り、小便不利、渇し水漿を引く。此れ瘀熱裏に在りと爲《な》す[※2]。身必ず黄を発す。茵蔯湯之を主る[※3]。

［コメント］　本条は、㊸の二四一条に相当する。※1と※2は傍証。※3は〝茵蔯蒿湯之を主る〟である。

二〇三条・傷寒七八日、身黄橘の如く、小便不利、其の腹微満するは茵蔯湯之を主る。

方。茵蔯陸両、梔子拾肆枚擘、大黄弐両

右参味、水壹斗弐升を以て先に茵蔯を煮て陸升減じ、弐味を内《い》れて煮、三升取、滓去り、分温参服す。小便当に利すべし※溺《いばり》（尿）皂莢《そうきょう》沫（汁）状の如く色正赤、一宿に黄小便従去る。

［コメント］　本条の条文は、傷の二六三条に相当する。方は傷の二四一条の末尾に在る。※は嵌註で、〝尿は皂莢汁の状の如く色正赤、一宿に腹減じ、黄小便従《より》去る也〟とある。

二〇四条・陽明の証、其の人喜忘するは必ず畜血有り。然る※ゆえん者《は》、本久瘀血有り、故に喜忘令《せし》む。大便堅きと雖も必ず黒し。抵当湯之を主る。

［コメント］　本条は、傷の二四二条に相当する。※は傍註。

二〇五条・病者、表裏の証無く、発熱七八日、脈浮数と雖も、之を下す可《べ》し。假令《もし》下し已《おわ》って脈数解せず、而《しかうし》て合熱し、穀を消し喜《よ》く飢《う》えること六七日に至り、大便せざる者《は》、瘀血有り、抵当湯之を主る。若し、※数解せず、而《しかうし》て下止まざれば、必ず挟熱し、便膿血す。小字・方は雑療中に見す。

[コメント]　本条は、(傷)の二六一条十三字詰に相当する。※は〝脈数解せず〟である。

二〇六条・穀を食し而《て》嘔す者は、陽明に属す。※1茱萸湯之を主る。方。
呉茱萸壹升、人参参両、生薑陸両切、大棗拾弐枚擘
右肆（四）味水柒升を以て煮て弐升取、滓去り、柒合を温服す、日に参服。※2湯を得て反って劇しき者は、上焦に属す也。

[コメント]　本条は、(傷)の二四八条に相当する。方は、三一二条の条文の後に在る。※1は、〝呉茱萸湯之を主る〟である。※2は二四八条の末尾に続く嵌註である。

**二〇七条・陽明病、※1寸口緩、関上小浮、尺中弱、其の人発熱し、而《しこうし》て汗出で、復悪寒するも嘔せず、但、心下痞す。此れ、医之を下すとなす也。若し、下さず、其の人復悪寒せ不《ず》而《し》て渇する者《は》、※2陽明に転属すると爲《な》す。小便数の者は、大便即堅く、更衣せ不《ざ》ること十日、苦しむ所無き也。渇し水を飲まんと欲する者は、※3但之を与う当に法を以て※4渇を救うべし、五苓散に宜し。**

［コメント］ 本条は、(傷)の二四九条十四字詁に相当する。※1は〝脈緩浮弱、傍註・寸関尺（宋本は寸緩関浮尺弱）〟である。※2は傍註で〝渇す者は此陽明に転属する也〟とあり、※3は、〝渇し、水を飲んと欲せば、少々之を与う〟である。※4は、〝但、法を以て之を救う。渇す者は五苓散に宜し〟である。(傷)の文意が明瞭。

**二〇八条・脈陽微に而《し》て汗出ること少き者は、自和すと爲《な》す。汗出ずること多き者は、大過と爲《な》す。※1大過の者は、※2陽内於《に》絶え、津液を亡《うしな》い、大便因て堅し。**

［コメント］ 本条は、(傷)の二五〇条十三字詁に相当する。※1に〝陽脈実す。其の汗を発する

因て汗出ること多き者は、亦大過と為《な》る。〃の文言が入る。※2は、〃陽裏に絶ると為れば、津液を亡い〃である。

**二〇九条・脉浮に而《し》て芤、浮は陽と為《な》し、芤は陰と為《な》す。浮芤相搏《あいうち》、胃気則ち熱を生じ。其れ陽則ち絶える。**

**［コメント］**　本条は、傷の二五〇条十三字詰に相当する。陽は表、陰は裏の気を云う。
芤脉は、浮大にして力無き脉、諸失血過多、陽脉であるが大虚の候（博昭翁解）。

**二一〇条・趺陽の脉浮に而《し》て渋、浮は則ち胃気強く、渋は則小便数、浮渋相搏、大便即堅し。其れ脾約と為《な》す。麻子仁丸之を主る。方。**

**麻子仁**二升、**芍薬、枳実**炙各捌両、**大黄**壹斤、**厚朴**壹尺炙、**杏仁**壹升皮尖両人去熬別脂と作

**右陸（六）味、蜜に和し丸ずること桐子大の如くし、拾円飲服、日に参服す、漸に加え知るを以て度と為《な》す。**

［コメント］　本条は、㊝の二五二条十三字詁に相当する。後人の追記であろうが、有用である。

二一一条・傷寒其れ汗を発し、則ち身目黄と為《な》る。然るゆえん者《は》、寒湿相搏裏に在り解せざる故也。傷寒其の人黄を発す。梔子蘗皮湯之を主る。方。

梔子拾伍枚擘、甘草、黄蘗拾伍分、

右参味、水肆升を以て煮　弐升取　滓去り、分温再服す。

［コメント］　本条の前段は㊝の二六二条十四字詁にほぼ相当する。※1は、〃汗を発し已り〃である。※2は、〃寒湿裏に在り、解せざる故也、以て下す可からず〃とある。※3以下は、㊝の二六四条に相当し、〃傷寒身黄発熱の者は〃である。

二一二条・傷寒、瘀熱裏に在り、身体必ず黄、麻黄連翹赤小豆湯之を主る。方。

麻黄節去、　連翹各壹両（㊝は連軺、傍註・連翹根是也）

杏仁参拾枚皮尖去　赤小豆？　大棗拾弐枚擘、　生梓白皮切壹斤、　甘草二両炙

一方に生薑弐両切（㊝は生姜有）

右柒味　水壹斗を以て麻黄を煮壹弐沸し、上沫去、諸薬内《い》れ　煮て参升取、滓去、壹升温服する。

［コメント］　本方は、㊕の二六五条十四字詰に相当する。千金翼の連翹は、㊕には〝連軺とあり、麻黄連軺赤小豆湯〟である。現行の処方名。

# 少陽病状　第九

小字・玖証

二一三条・少陽の病為《たる》　口苦く、咽乾き、目眩《くるめく》也。

［コメント］　本条は、㊕の二六六条に相当する。

二一四条・少陽の中風　両耳聞く所無く、目赤く、胸中満ち而《て》煩す。吐下す可からず。吐下せば、則ち悸而《し》て驚す。

［コメント］　本条は、㊕の二六七条十四字詰に相当する。

二一五条・傷寒[※1]を病み、脈弦細、頭痛ん而《で》発熱する。此れ少陽に属す。少陽は[※2]汗を発すべからず。汗を発すれば、則ち譫語し胃[※3]に属すと為《な》す。胃を和せば即

**愈ゆ。和せざれば煩而《し》て悸す。**

[コメント] 本条※1は、(傷)の二六八条に※2は二六九条共に十三字詰に夫々相当する。※3は、一六九条の傍註で、〝此れ胃に属す。胃を和せざれば煩して悸す〟である。

**二一六条・※1太陽病、解せず少陽に転入し、脇下堅満、乾嘔、食す能わず、往来寒熱す。而《しこうし》して未だ吐下せず、其の脈沈緊なるは小柴胡湯を与う可し。※2若し、吐下発汗温針し已《おわ》って、譫語し、柴胡の証罷《なき》は、此れ壊病と爲《な》す。※3何の逆を犯《おか》せるかを知り、法を以て之を治す。**

[コメント] 本条の※1以下は、(傷)の二七〇条に相当する。※2以下は、二七一条に相当し、※3はその嵌註である。

**二一七条・※1三陽、脈浮大、※2関上の上、但、寝《いね》んと欲し、目合えば則ち汗す。**

[コメント] 本条は、(傷)の二七二条十四字詰に相当する。※1は、〝三陽の合病〟である。※

2は傍註。

**二一八条・傷寒六、七日、大熱無く、其の人躁煩す。此れ陽去り陰に入るが故也。**

［コメント］　本条は、(傷)の二七三条十三字詰に相当する。

**二一九条・傷寒三日、三陽尽《つき》ると為《な》す。三陰当に其の邪を受くるに、其の人反って能く食而《し》て嘔せず。此れ三陰其れ邪を受けずとなす。**

［コメント］　本条は、(傷)の二七四条十三字詰に相当する。後人の註で経絡説。

**二二〇条・傷寒三日、少陽の脈小なるは、已《い》えんと欲す。**

［コメント］　本条は、(傷)の二七五条十三字詰に相当する。少陽の脈とは、足の少陽胆経にそう動脈の何れかで触れる脈であろう。

二三二条・少陽病、解せんと欲する時は、寅　従《より》　辰の盡。

［コメント］　本条は、㊫の二七六条十二字詰に相当する。寅は午前3～4時、辰の下は午前8時。

# 千金翼方・傷寒下（1） 巻第十 1

## 太陰病の状、第一

小字・捌（九）捌《はち》証方弐首

一条・太陰の病為《たる》、腹満ち、食嘔して下らず、之を下し益《ます》す甚し。[※1] 時に腹自《おのず》から痛む。胸下堅結す。[※2]

［コメント］ 本条は、㊕の二七七条に相当する。※1は〃自利益甚し〃である。※2は〃若し之を下せば必ず胸下結鞕す〃である。千金翼は引用が疎漏。

二条・太陰病、脈浮なるは、其れ汗を発す可《べ》し。※

［コメント］　本条は、㊕の二八〇条十四字詰に相当する。※は、〝少し汗を発すべし桂枝湯に宜し〟である。

三条・太陰の中風、四肢煩疼、陽微陰渋に而《し》て長なるは、愈んと欲す。

［コメント］　本条は、㊕の二七八条十三字詰に相当する。後註。

四条・太陰病、解せんと欲する時は、亥従《よ》り丑の盡（下）。

［コメント］　本条は、㊕の二七九条に相当する。亥は午後九～十時、丑は午前二時。後註。

五条・自利し渇せざる者《は》、太陰に属す。其の蔵に寒有る故也。当に之を温むるべし。四逆輩に宜し。※

［コメント］　本条は、(傷)の二八一条十四字詰に相当する。※は、嵌註〝四逆輩を服すに宜し〟である。

**六条・傷寒、脈浮に而《し》て緩、手足温、是繋《かかり》て太陰に在り。太陰、当に黄を発す。※1小便自利し、利する者は黄を発すること能わず。七、八日に至ると雖も※2煩し、暴利十余行なるも必ず自《おのずか》ら止む。然るゆえんは、自から止む者は、※3脾家実し、腐穢当に去る故也。**

［コメント］　本条は、(傷)の二八二条十四字詰に相当する。※1は、〝小便自利する者は黄を発すること能わず〟である。※2は、〝暴煩し、下利日に十余行と雖も必ず自止す。〟である。※3は、嵌註・〝脾家実し、腐穢当に去るべきを以てその故也。〟である。

千金翼は引用が疎漏。

**七条・本、太陽病、医反って之を下し、因て腹満ち時に痛むは、※太陰に属すと爲《な》す。桂枝湯之を主る。方。**

桂枝参両、芍薬陸両、生薑参両切《きざむ》、甘草弐両炙、大棗拾弐枚擘。
右伍味、水柒升を以て煮　参升取、滓去り、分け温めて参服とす。
加大黄湯方。
大黄弐両、右前方中於《に》此を加う。大黄弐両即是なり。

［コメント］　本条は、㑥の二八三条に相当する。※は傍註・〝太陰に属す也。〟である。

八条・人[※1]、陽証無く、脉弱、其の人続いて自《おのず》から便利す。設《まさ》に当大黄芍薬を行《あた》うるべし。[※2]之を減ずるは、其の人胃気弱く動じ易きが故也。

［コメント］　本条は、㑥の二八三条十三字詰に相当し、※1は、〝太陰の病たる〟で、※2は、〝宜しく之を減ずべし。〟である。

## 少陰病の状 第二

小字・四拾伍証壹拾陸首

九条・少陰の病たる、脈微細、但、寝んと欲す。

［コメント］ 本条は、㊫の二八四条に相当する。

十条・少陰病、吐せんと欲し、而《しか》も、煩せず、但、寝んと欲すこと五、六日、自利《おのずからりし》而て渇する者は少陰に属す。※1虚する故水を引きて自《みずか》らを救う。小便白き者は、少陰病の形悉《ことごと》く具わる。其の人小便白き者、※2下焦虚寒し、溲《いばり》を制することを能わざる故白き也。

夫れ病みて、其の脈陰陽倶緊、而《しか》も反って汗出ずるは陽に属すと爲《な》す。少陰は法当《まさ》に咽痛ん而復《でまた》吐利す。

［コメント］ 本条は、㊫の二八五条十四字詰に相当する。※1は傍註、※2は、文末の嵌註

で〝小便白き者は、下焦虚し、寒有りて、水を制すこと能わざるを以ての故に、色白から令む

る也〟である。千金翼は引用が疎漏。

**十一条・少陰病、欬而《し》て下利し、譫語す。是、※1火気に劫《おびや》か被《さ》れて爲る故也。小便必ず難し。※2強《しい》て少陰を責《せむ》る汗也。**

［コメント］　本条は、(傷)の二八七条十三字詰に相当する。(傷)の※1は〝被火気劫、故也〟で、※2は〝強いて少陰を責《せ》めるに汗を以てせる也〟とある。千金翼は引用が疎漏。

**十二条・少陰病、脈細沈数なるは、病裏に有り、其の汗を発すべからず。**

［コメント］　本条は、(傷)の二八八条十三字詰にほぼ相当する。

**十三条・少陰病、脈微なるは、其の汗を発すべからず。※陽無きが故也。陽已《すで》に虚し、尺中弱渋なる者は、復之を下すべからず。**

［コメント］ 本条は、(傷)の二八九条十三字詰に相当する。※は〝陽を亡うが故也〟である。

**十四条・少陰病、脈緊の者は、七、八日に至って下利す。※1 其の脈暴微なるに、手足反って温、其の脈緊、反って此を去る。※2 解せんと欲すと爲すと雖も、煩し下利するは、必ず自から愈ゆ。**

［コメント］ 本条は、(傷)の二九〇条十三字詰に相当する。(傷)は、※1は、〝自下利す〟である。※2は〝解せんと欲すと爲《な》す也、煩すと雖も、下利必ず自から愈ゆ〟である。千金翼は引用が疎漏。

**十五条・少陰病、下利し、若くは利止み、悪寒而《し》て蜷《かがま》るも、手足温の者は治す。**

［コメント］ 本条は、(傷)の二九一条十三字詰に相当する。文原同。

**十六条・少陰病、悪寒而《し》て蜷り、時に自《おのずか》ら煩し、其の衣被を去らんと欲するは、**

**治※すべからず。**

［コメント］　本条は、(傷)の二九二条十三字詰に相当する。※は〝治す可《べ》し〟である。千金翼は引用が疎誤。

**十七条・少陰の中風、其の脈陽微陰浮なるは愈んと欲すと為《な》す。**

［コメント］　本条は、(傷)の二九三条十三字詰に相当する。文言同。

**十八条・少陰病　解せんと欲する時は、子※従り寅尽に至る。**

［コメント］　本条は、(傷)の二九四条十三字詰に相当する。※は、〝子従り寅の上に至る〟である。子は午後十一時、寅下は午前三時。

**十九条・少陰病八、九日而《しこう》して一身手足尽《ことごと》く熱す。熱、膀胱に在れば必ず便**

血す。

［コメント］ 本条は、(傷)の二九六条十三字詁にほぼ相当する。此れには、〝本《もと》少陰病が八九日して陰が陽に転じ、寒が熱に変り、熱が下焦を侵して血症となったので、熱結を利すべきだ〟と博昭翁の解があるが、後人の註。

二十条・少陰病、其の人吐し、利し、手足※1不逆、反って発熱するは、死せず、※2脈不足の者は、其の少陰に七壮灸す。

［コメント］ 本条は、(傷)の二九五条十三字詁に相当する。※１は〝逆冷せず〟で、※２は、〝脈至らざる者は、〟である。千金翼は引用が疎漏。

二十一条・少陰病、但、厥し、汗無く、※1強く之を発すれば、必ず血を動ず。未だ何の道従《より》出るか知らず、※2或は口鼻目従《より》出ず。是下厥上竭と為《な》す。治し難しと為《な》す。

【コメント】 本条は、(傷)の二九七条十三字詰に相当する。※1は、〃而して強く之を発せば〃である、※2は〃或は口鼻従《より》、或いは目従《より》出ず者〃である。

**二十二条・少陰病、悪寒し蜷《かがま》り、而て《しこうし》利す。※手足逆す者は治せず。**

【コメント】 本条は、(傷)の二九八条十三字詰に相当する。※は〃手足逆冷す者は治せず〃である。千金翼は引用が疎漏。

**二十三条・少陰病、※下利止み而《て》眩《めくるめ》く、時時に自から冒す者《は》、死す。**

【コメント】 本条は、(傷)の三〇〇条十三字詰に相当する。後人の註。

**二十四条・少陰病、其の人、※吐、利、躁、逆す者は死す。**

【コメント】 本条は、(傷)の二九九条十三字詰に相当する。※は、〃吐、利、躁煩、四逆する者は死す。〃である。

**二十五条・少陰病、四逆、悪寒而《し》て蜷《かがま》り、其の脈至ら不《ず》、其の人煩せ不而《ずし》て躁す者《は》、死す。**

［コメント］　本条は、㊫の三〇一条十三字詰に相当する。後註である。

**二十六条・少陰病、六七日、其の息高き者《は》、死す。**

［コメント］　本条は、㊫の三〇二条十三字詰に相当する。後人の註。

**二十七条・少陰病、脈微細沈、但、臥せんと欲し、汗出で、煩せ不《ず》、自《おのず》から吐せんと欲し五六日に至り、自から利し、復《また》煩躁し、臥寝するを得不《ざ》る者は死す。**

［コメント］　本条は、㊫の三〇三条十三字詰に相当する。康平傷寒論の少陰病篇二八六条より三〇三条までの条文は、夫々十三字詰。後人の註。

二十八条・少陰病、始め之を得、反って発熱し、脈反って沈の者、麻黄細辛附子湯之を主る。方。

麻黄弐両節去　細辛弐両　附子壹枚炮皮去り八片に破。

右参味、水弐升を以て　先に麻黄を煮　壹升減じ上沫去、諸薬内《い》れて煮　三升取　滓去、一升を温服す※

［コメント］　本条は、(傷)の三〇四条に相当する。方の煎方末尾※に、〝日に三服〟とある。

二十九条・少陰病、之を得て二、三日、麻黄附子甘草湯で　微し汗を発す。

※1 二、三日証無きを以ての故に微し汗を発す。方。

麻黄二両節去、附子一枚炮、皮去、八片に破、甘草二両炙。

右三味、水七升を以て先に麻黄を煮　一二沸し　上沫を去　諸薬を内《い》れ煮て二升半を取、滓を去り　八合を温服す。

［コメント］　本条は、(傷)の三〇五条に相当する。※は、条文末尾に続く嵌註。

三十条・少陰病、之を得て二三日以上、心中煩し、臥するを得ざる者、黄連阿膠湯之を主る。方。

黄連四両、黄芩一両、芍薬二両、雞子黄二枚、阿膠三挺

右五味、水六升を以て三味を煮、二升取、滓去、膠を内《い》れ烊尽し、雞子黄を内《い》れ撹し、相得せ令《し》め、七合温服す、日に三服。

［コメント］ 本条は、(傷)の三〇六条に相当する。

三十一条・少陰病、之を得て一、二日、口中和するも、其の背悪寒する者《は》、当※に之を灸し、附子湯之を主る。

［コメント］ 本条は、(傷)の三〇七条に相当する。※〝当に之を灸し〟の文言は無い。

三十二条・少陰病、身体痛み、手足寒《ひ》え、骨節痛み、脉沈の者は、附子湯之を主る。

方。附子二枚炮じ皮を去り八片に破る、茯苓三両　人参二両　白朮四両　芍薬三両

右五味、水八升を以て煮て、三升を取り、滓を去り、分服三服す。

［コメント］　本条は、(傷)の三〇八条に相当する。方は、前条・三〇七条の末尾にある。

# 千金翼方・傷寒下（2） 巻第十 14

三十二条・少陰病、下利し、便膿血、桃花湯之を主る。

［コメント］ 本条は、(傷)の三〇九条に相当する。

三十三条・少陰病、二、三日より四五日に至り、腹痛み、[※1]小便、下利止まず而《し》て、便膿血の者、桃花湯を以て之を主る。方。

赤石脂一斤一半完一半末、乾薑一両、粳米一升

右三味、水七升を以て煮て米熟湯と成し、滓を去り、温七合取り赤石脂末一方寸匕内《い》れ、[※2]一服し、止めば余を服すこと勿れ。

［コメント］ 本条は、(傷)の三一〇条に相当する。※1は〝小便利せず、下利止まず〟である。

※2は(傷)三〇九条末尾の方の、※傍註・〝七合を温服す〟本論・〝日に三服す〟嵌註・〝若し一服で愈ゆれば余は服す勿れ。〟である。

三十四条・少陰病、下利し、便膿血の者は、刺す可《べ》し。

[コメント] 本条は、(傷)の三一一条十四字詰に相当する。後註。

三十五条・少陰病、吐利し、手足逆し、煩躁し、死せんと欲す者は、※茱萸湯之を主る。小字・方は陽明門に見す。

[コメント] 本条は、(傷)の三二二条に相当する。※は、〝呉茱萸湯之を主る〟である。

三十六条・少陰病、下利し、咽痛み、胸満心煩す。猪膚湯之を主る。方。

猪膚一斤

右壹味、水壹斗を以て煮、五升取り滓を去り、白蜜壹升白粉五合内《い》れ、熬香、和して相得せ令《し》め温め分けて六服とす。

［コメント］ 本条は、(傷)の三一三条に相当する。

三十七条・少陰病二、三日、咽《のど》痛む者、甘草湯を与う可し。差え不《ざ》れば、桔梗湯を与う可《べ》し。

方。甘草※

右壹味、水参升を以て煮て、壹升半取り滓を去り、温服すること七合、日に再服す。

　桔梗湯　方。

桔梗※一大枚　甘草二両

右弐味、水参升を以て煮て壹升取り　滓を去り分温再服す。

［コメント］ 本条は、(傷)の三一四条に相当する。甘草湯の方※は、〝甘草二両〟とあり、桔梗湯の方※は〝桔梗一両〟とある。

三十八条・少陰病、咽中傷《やぶ》れ、瘡を生じ、語言する能わず、声出でざるは、苦酒湯之を主る。方。

雞子壹枚黄を去り、穀中於《に》好上の苦酒を内れ、半夏洗破り棗核の如きを十四枚

右弐味　半夏を内《い》れ苦酒中に著け　雞子穀を以て刀環中に置き、火上に安じ三沸せ令《し》め　滓を去り　少々之を含嚥す。差《い》えざれば更に三剤を作る。愈ゆ。

［コメント］　本条は、(傷)の三一五条十四字詰に相当する。

三十九条・少陰病、咽中痛む。半夏散及湯。※1 方。

半夏洗　桂枝、甘草炙

右参味等分　各異《べつ》に擣き之を合治し、白飲に和し方寸匕服す　日に三服す。若し散を服すこと能わ不《ざ》る者は、水一升を以て煎じ、七沸し、散を両方寸匕内《い》れ、更に煮三沸し　火より下し、小冷せ令《し》め、少少之を含嚥する。※2 半夏は毒有れば、当に散を服すべからず。

［コメント］　本条は、(傷)の三一六条十四字詰に相当する。※1は、〃之を主る。〃の文が続く。

※2は、方後の嵌註。

四十条・少陰病、下利、白通湯之を主る。
方。附子壹枚生皮去り八片に破る、乾薑一両　葱白四茎
右参味、水参升を以て煮て壹升を取　滓を去り　分温再服す。
［コメント］　本条は、(傷)の三一七条に相当する。

四十一条・少陰病、下利し、脉微、白通湯を服すも利止まず。厥逆、脉無く、[※1]乾き煩す者は白通加猪胆汁湯之を主る。[※2]方。
猪胆汁一合、人尿五合
右弐味　前湯中に内《い》れ和し、相得せ令《し》め、温め分けて再服す。[※2]胆無くば亦用う可し。[※3]湯を服し、脉暴出する者は死す。微《よわ》く続く者は生く
［コメント］　本条は、(傷)の三一八条に相当する。※1は、〝乾嘔し煩す者〟である。※2は、本文末の嵌註。(傷)の方は、葱白、乾姜、附子、人尿、猪胆汁の五味で千金翼と異る。千金翼

は引用が疎漏。※3は、本文末の嵌註。

**四十二条・少陰病、二、三日已まず、四五日に至る、腹痛、小便不利、四肢沈重疼痛、而《しかう》て利す。※1此れ水気有りと爲《な》す。其の人或は欬し、或は小便不利、或は下利、或は嘔す。玄武湯之を主る。方。**

**茯苓　芍薬　生薑**各参両切　**白朮**弐両　**附子**壹枚炮皮去捌（八？）片破

**右伍味、水捌（八）升を以て煮　参升取、滓を去り柒合温服す。欬す者は伍味子半升　細辛壹両乾薑壹両加う、小便自利する者は茯苓を去る　下利する者は芍薬を去り乾薑弐両加う、嘔す者は附子を去り生薑を加え前に足し半斤と爲《な》す。※2便膿止まざる者は桃花湯に宜し。**

［コメント］　本条は、㊖の三一九条に相当する。※1は傍註で〝自下利する者は此れ水気有りと爲す也〟である。※2は、三一〇条本文の末尾に〝下利止まず、膿血を便す者は桃花湯之を主る〟とあるのをここに引用したのであろう。

四十三条・少陰病、下利清穀、裏寒外熱、手足厥逆、脉微絶せんと欲す。身反って悪寒し、其の人面赤し、或は腹痛み、或は乾嘔し、或は咽痛み、或は利止む、而《しか》も脉出でず。通脉四逆湯之を主る。方。

甘草弐両炙、附子大者壹枚生※1、皮去り捌（八）片に破る、乾薑参両※2強人肆（四）両とす可《べ》し。

右参味、水参升を以て煮て壹升弐合取り、滓を去り分温再服す。其の脉即出る者《は》愈ゆ、面赤き者《は》葱白九茎加う、腹痛む者は葱を去り芍薬弐両加う、嘔す者は生薑弐両加う、咽痛む者は、芍薬を去り桔梗壹両加う、利止むも脉出でざる者は桔梗を去り人参弐両加う、※3病皆方与相應う者は乃ち加減し之を服す。

［コメント］ 本条は、（傷）の三二〇条に相当する。※1、※2は傍註。※3は嵌註で〝脉と病と皆方与《と》相應う者は乃ち之を服す〟である。千金翼は引用が疎漏。

四十四条・少陰病、四逆※1、其の人或は欬し、或は悸し、或は小便利せず、或は腹中痛み、或は※2洩《えい》利下重は、四逆散之を主る。方。

甘草炙、枳実炙、柴胡、芍薬各拾分
右肆味、擣散と爲《な》し、白飲に和して方寸匕服す日に参服す。咳す者は五味子、乾薑各伍分を加う　兼ねて[※3]利悸を主る者は桂伍分を加う、小便不利の者は茯苓伍分加う、腹中痛む者は附子壹枚炮じ加う、洩利下重の者は先に水伍升を以て薤白三升を煮三升取り滓を去り以て散三方寸匕を湯中に内《い》れて煮　一升半を取り分温再服する。

［コメント］　本条は、㊜傷の三二一条に相当する。※1は傍註。※2は、〝泄利下重〟。※3は、〝并に、下利を主り、悸す者は桂枝五分を加う〟である。本方は柴胡剤で陽証の方剤である。少陰病篇にある事には古来異論がある。

四十五条・少陰病、利せず六、七日、欬し、而《しこうし》て嘔し、渇し、心煩、眠を得ざるは、猪苓湯之を主る。小字・方は陽明門に見す。

［コメント］　本条は、㊜傷の三二二条に相当する。㊜傷では条文に続いて方がある。

四十六条・少陰病、之を得て二、三日、口燥き咽乾くは、急に之を下せ、承※気湯に宜し。

［コメント］ 本条は、(傷)の三二三条十四字詰に相当する。※は〝大承気湯に宜し〟である。

四十七条・少陰病、清水を利し、色青き者、心下必ず痛み、口乾燥する者は、之を下す可《べ》し。承※気湯に宜し。

［コメント］ 本条は、(傷)の三二四条に相当する。※は、〝大承気湯に宜し〟である。

四十八条・少陰病、六、七日、腹満、大便せざる者は、急に之を下す、承※気湯に宜し。小字・方は承気中に見す。

［コメント］ 本条は、(傷)の三二五条十三字詰に相当する。※は〝大承気湯に宜し〟である。

四十九条・少陰病、其の脈沈の者は、※当に之を温むるべし、四逆湯に宜し。

［コメント］　本条は、㊫の三二六条に相当する。※は、〝急に之を温む、四逆湯に宜し〟である。

五十条・少陰病、其の人飲食入れば則吐し、心中温温吐せんと欲し、復《また》吐す能わず。始め之を得て、手足寒え、※脈沈遅、此れ胸中実す。下すべからざる也。当に之れ吐を遂《お》うべし。若し、膈上に寒飲有り、乾嘔する者は、吐す可からず。当に之を温むるべし。四逆湯に宜し。

［コメント］　本条は、㊫の三二七条に相当する。※は、傍註で〝脈弦遅の者は、此れ胸中実す、当に之を吐すべし〟である。宋本はこれも本文である。

五十一条・少陰病、下利し、※脈微渋の者は即嘔す。汗する者は必ず更衣数なり、反って少なきは当に温め其の上に灸すべし。小字・灸は厥に伍拾壮と云う。

［コメント］　本条は、㊕の三二八条十三字詰に相当する。※は、〝脈微濇、嘔而て汗出ず、必ず数《しばしば》更衣す〟である。文言が疎雑している。千金翼は引用が疎漏。

# 千金翼方・傷寒下（3） 巻第十 15

## 厥陰病状 第三

小字・伍拾陸証方柒首

**五二条・厥陰の病為《たる》、※1消渇し、気上撞し、心中疼熱し、飢而《て》食を欲せず《不》。※2甚き者、則ち蚘を吐せんと欲す。※3之を下さば止むを肯《がえん》ぜず《不》**

［コメント］ 本条は㊫の三二九条（厥陰病）に相当する。※1は、〝傍註・消渇。本文・気上って心を撞き〟である。※2は〝本文・食すれば則ち吐す。傍註・蚘を吐す〟である。※3は、本文・〝之を下さば、利止まず〟である。

**五三条・厥陰の中風、其の脉微浮なるは、愈んと欲すと爲《な》す。浮ならざるは未だ愈えずと爲す。**

［コメント］　本条は、㊕の三三〇条十三字詰に相当する。

**五四条・厥陰病、解せんと欲する時は、丑從《より》、卯の盡《すえ》。**

［コメント］　本条は、㊕の三三一条十三字詰に相当する。丑は午前十〜二時、卯の盡は午前六時。

**五五条・厥陰病、渴し水※を飲まんと欲す者《は》、水を与え、之を飲まば即愈ゆ。**

［コメント］　本条は、㊕の三三二条十三字詰に相当する。※は〃水を飲まんと欲する者は、少々之を与う。愈ゆ〃である。千金翼が親切。

**五六条・諸《もろもろ》の四逆厥者《は》、之を下す可不《べからず》、虚家も亦然り。**

［コメント］ 本条は、（傷）の三三三条十三字詰に相当する。虚家への下剤使用の注意。

**五七条・傷寒、先に厥し、後発熱而《し》て利す者※必ず厥を見《あらわ》して止む。復《また》利す。**

［コメント］ 本条は、（傷）の三三四条十三字詰に相当する。※は、〃必ず自から止む。厥を見《あらは》せば復利す〃である。

五八条・傷寒、始め発熱六日、厥反って九日、而《しこうし》て下利す。厥、利は当に食す能わざるべし。今反って能く食す、恐らくは除中と爲《なさ》ん。※1之黍餅を食して発熱せざる者は、胃気尚在るを知る。必ず愈ゆ。恐らく、暴熱来出而《し》て復去る也。※2後日、之を脈し、其の熱続いて在れば、之を期すに、旦日夜半に愈えん。然るゆえん者《は》、本発熱すること六日、厥反って九日、復発熱すること三日、前の六日を并せて亦九日と爲《な》す。厥与《と》相應《したが》う故、之を期するに、旦日夜半に愈ゆと。
後の三日　之を脉して数なるは其の熱罷《やま》れず。
此れ熱気有余、と爲す。必ず癰膿を発す。

[コメント]　本条は、(傷)の三三五条十三字詰に相当する。※1は〝索餅〟、※2は〝後三日〟とある。長大な論であるが、後註と思はれる。

除中とは、俗にいうなかなおりと、巷間に云われているもの。

五十九条・傷寒、脉遅六七日　而して反って黄芩湯を与え、其の熱徹す、脉遅は寒と爲《な》す。黄芩湯を与えて復其の熱を除す。腹中冷え、当に食す能わざるべし。今反って能く食す。此れ除中と爲《な》す。必ず死す。

[コメント]　本条は、(傷)の三三六条十三字詰に相当する。予後を論じた後人の註。

六十条・傷寒、先ず厥し、発熱し、下利するは、必ず自《おのず》から止む。而して反って汗出で、咽中強痛するは、其れ喉、痺と爲《な》す。発熱、無汗而《しこうし》て利すも、必ず自から止み、※便膿血す。便膿血する者は、其の喉痺せず。

[コメント] 本条は、(傷)の三三七条十三字詰に相当する。※は、〃若し止ま不《ざれ》ば必ず便膿血す〃である。千金翼への引用の疎漏。

後人の註で、論に臨床上の意義が少ない。

六十一条・傷寒※一二日、四、五日に至り厥す者は、必ず発熱す。前に厥す者は後必ず熱す。厥深くば熱も亦深し。厥微なれば熱も亦微なり。厥之を下すに應而《じ》て其れ汗を発す者は、口傷《やぶ》れ爛赤す。

[コメント] 本条は、(傷)の三三八条十三字詰に相当する。※は〃二三日〃になっている。後人の註。

六十二条・凡そ厥する者は、陰陽の気相順接せず、便《すなわ》ち厥と爲る。※厥す者とは、

## 手足逆す者是なり

[コメント]　本条は、(傷)の三四〇条十四字詰に相当する。※は嵌註・〝厥す者とは、手足厥冷する者是なり〟であり、よく意味が通じる。千金翼は引用が疎漏。

六十三条・傷寒を病《やみ》、厥すること五日、熱も亦五日、設《もし》六日、当に厥復すべし。厥せざる者は自から愈ゆ。※厥五日を過ぎず、熱五日なるを以ての故に、自から愈ゆるを知る。

[コメント]　本条は、(傷)の三三九条十三字詰に相当する。※は、〝厥終りて五日を過ぎず〟である。

六十四条・傷寒、脉微、而《しこうし》て厥すること七、八日に至り、膚冷え、其の人躁《さわがし》く安かなる時無し。※1此れ藏寒と為《な》す。蚘上って其の膈に入る。※2蚘厥者《は》其の人当に蚘を吐すべし。病者を静なら令《し》め而して復時に煩す。※3此れ藏寒と為《な》す。※4蚘上って其の膈に入る。故に煩す。須臾に復止む。

食を得而《て》嘔し又煩す者は、※5蚘食臭を聞き必ず出ず。

其の人常に自から蚘を吐す。蚘厥者《は》、烏梅丸之を主る。方。又久痢を主る。

烏梅参百枚、細辛陸両、乾薑拾両　黄連拾陸両　当帰肆両　蜀椒肆両汗、附子陸両炮、桂枝陸両　人参陸両　黄檗陸両
右壹拾味　異に擣き之を合治し、苦酒を以て烏梅を一宿漬し　核を去り　之を伍斗米下に※6擣き泥と成し、諸薬を和して相得せ令《し》め、臼中に蜜与《と》杵すること千下、丸ずるに梧桐子大の如くし、食に先だち拾丸服す、日に参服、少少加え弐拾丸に至る。

生冷滑物臭食等を禁ず。

［コメント］　本条は、(傷)の三四一条十四字詰に相当する。※1は傍註、※2は嵌註、※3は傍註、※4は嵌註。※5も傍註で〝煩す者《は》、蚘食臭を聞き出ず〟とある。※6は、〝之を五斗米下に蒸し、飯熟せば擣き、泥と成し〟、〝薬を和し、相得せ令《し》め〟である。

六十五条・傷寒、熱少微、厥稍《すこし》、頭寒《※かしらさむ》く、嘿嘿と食を欲せず、煩躁数日、小便利し色白き者《は》、熱除く也。食を得て其の病愈ゆと爲《な》す。若し、厥而《し》て嘔し、胸脇煩満せば、其の後必ず便血す。小字・稍頭は一に指頭に作る。

［コメント］　本条は、(傷)の三四二条十四字詰に相当する。※は(傷)には〝指頭寒く〟とあるが、千金翼にも、小字で「一に指頭に作る」とある。唐時代には、別々の傷寒論が存在したのだろうか。

六十六条・病者、手足厥冷し、我《われ》結胸せずと言う。少腹満ち之を按ずれば痛む。此れ冷結んで膀胱関元に在る也。

［コメント］　本条は、(傷)の三四三条十三字詰に相当する。寒冷の気が下焦に在る証という。病者と云うは、厥陰の正証ではない故だと木村博昭翁が解いている。

六十七条・傷寒、発熱し四日、厥反って三日　復《また》発熱し四日、厥少なく熱多し。

**其の病当に愈ゆべし。四日が六七日に至り除かず。**[※]

［コメント］ 本条は、㊫の三四四条十三字詰に相当するが、※は、〃四日が七日に至り熱除かざる者は、必ず膿血を便す〃であり、千金翼は引用が疎漏。

**六十八条・傷寒、厥すこと四日、熱反って三日、復厥すこと五日、其の病進むと為《な》す。寒多く熱少なきは、陽気退くなり、故に進むと為《な》す。**

［コメント］ 本条は、㊫の三四五条十三字詰に相当する。後人の註。

**六十九条・傷寒、六七日、其の脉数、手足厥し、煩躁するは、陰厥なり。還らざる者は死す。**[※1][※2]

［コメント］ 本条は、㊫の三四六条十三字詰に相当する。※1は〃脉微、手足厥冷し、煩躁するは〃である。※2は、〃厥陰に灸す。厥還らざる者死す。〃である。千金翼は引用が疎漏、疎誤。

七十条・※傷寒、下利、厥逆、躁《さわがし》く、臥すこと能わざる者は死す。

［コメント］　本条は、(傷)の三四七条十三字詰に相当する。※は〝傷寒、発熱、下利し〟である。後人の註。

七十一条・傷寒六、七日　便利せず、発熱而《し》て利す。其の人汗出で止まざる者は死す。陰有るも陽無き故也。

［コメント］　本条は、(傷)の三四九条十三字詰に相当する。後人の註。

七十二条・傷寒五、六日、結胸せず《不》、腹濡《やわらか》く、脈虚。復厥す者《は》、之を下す可《べから》ず。之を下せば血を亡い死す。

［コメント］　本条は、(傷)の三五〇条十三字詰の前半に相当する。後人の註。

**七十三条・傷寒発熱、而《しこうし》て厥すること七日、下利する者《は》、治し難しと為《な》す。**

［コメント］ 本条は、(傷)は前の三五〇条前半に続く後半に相当する。宋本は千金翼と同じく別条である。。

**七十四条・傷寒、脈促、手足厥逆の者は、之を灸すべし。**

［コメント］ 本条は(傷)の三五一条十三字詰に相当する。

**七十四条・傷寒、脈滑、而《しこう》して厥す者は、其※の表熱有り。白虎湯之を主る。**小字・表熱裏に見《あらわ》る。方は雑療中に見す。

［コメント］ 本条は、(傷)の三五二条に相当する。※は〃裏に熱有る也〃で千金翼は引用疎誤である。末尾の小字に論じてはいるが。

七十五条・手足厥寒、脉之れ細、絶んと爲《な》す。当帰四逆湯之を主る。方。

当帰参両、桂枝参両、細辛参両、芍薬参両、甘草弐両炙、通草弐両、大棗弐拾伍枚擘。

右柒味、水捌（八）升を以て煮て参升取、滓を去り壹升を温服す。日に参服す。

［コメント］　本条は、(傷)の三五三条の条文と三五四条条文末の方に相当している。

七十六条・若し其※の人寒有れば、当帰四逆加呉茱萸生薑湯之を主る。方。

呉茱萸弐両　生薑捌両切

右前方中に　此の弐味を加え、水肆（四）升清酒肆（六）升を和し以て煮て参升取、滓を去り　分温肆《し》（四）服す。

［コメント］　本条は、(傷)の三五四条に相当するが、※は(傷)は〝其の人内に久寒有る者は〟である。

**七十七条・※1大汗出で、熱し、拘急去らず、四肢疼む。※2若しくは下利し、厥而《し》て悪寒す。四逆湯之を主る。**

［コメント］　本条は、(傷)の三五五条十三字詰に相当する。※1は、〝大汗出で、熱去らず、内拘急し〟であり、※2は、〝又下利、厥逆し、而して厥冷する者は〟である。千金翼は引用が疎漏。

**七十八条・大いに汗出で、※若しくは火し、下利し、而《しこうし》て厥す。四逆湯之を主る。**
小字・方は陽明門に見す。

［コメント］　本条は、(傷)の二五六条十四字詰に相当する。※は〝若くは大いに下利し而て厥冷する者〟である。千金翼は引用が疎誤。

**七十八条・病者、手足厥冷、脉乍《たちまち》緊の者は、邪結んで胸中に在り。心下満、而《しこうし》して煩し、飢《うえ》て食す能わざるは、病胸中に在。当に之を吐すべし。瓜蔕散に宜し。** 小字・方は療痞中に見す。

［コメント］　本条は、(傷)の三五七条十四字詰に相当する。

七十九条・傷寒、厥し、而《しこうし》て心下悸すは、光に其の水を治す。当に茯苓甘草湯を与べし。却って其の厥を治す。爾《しかせ》ざれば其の水胃に入り必ず利す。

方。茯苓弍両、甘草炙壹両　桂枝弍両　生薑参両

右（四）味、水肆升を以て煮て弍升取、滓を去分温参服す。

［コメント］　本条は、(傷)の三五八条十四字詰に相当する。

八十条・傷寒六、七日、其の人大いに下して後、脉沈遅、手足厥逆、[※1]下部の脉至らず、咽喉不レ利、[※2]膿を唾き、血を洩し、利止まざる者は、[※3]難治と爲《な》す。麻黄升麻湯之を主る。方。

麻黄節去弍両半、知母拾捌《はち》（八）銖、萎蕤拾捌銖、黄芩拾捌（八）銖、升麻壹両陸銖、当帰壹両陸銖、芍薬　桂枝　石膏砕綿裹《つつむ》　乾薑　白朮　茯苓　麥門冬心去　甘草炙各陸銖

**右拾肆（四）味、水壹斗を以て、先に麻黄を煮弐沸し上沫を去、諸薬を内《い》れて煮、参升取、滓を去、分温参服す。※4壹炊の間当に汗出で愈ゆ。**

［コメント］ 本条は、(傷)の三五九条十四字詰に相当する。※1は〝四逆湯を与う、下部の脈至らず〟である。※2は〝膿血を唾し、泄利止まざる者は、※3（傍註。難治と為《な》す）〟とあり、※4は、方後の註で、〝相去ること三斗米を炊《た》くが如き頃、盡さ令《し》む。汗出でて愈ゆ〟となっている。千金翼は引用が疎漏。

**八十一条・傷寒四、五日、腹中痛む。若し転気下り、少腹に趣くは、自利せんと欲すと為《た》す。**

［コメント］ 本条は、(傷)の三六十条十三字詰に相当する。

# 千金翼方・傷寒下（4）　巻第十 16

八十二条・傷寒、本、自《おのず》から寒下す。医復之を吐す。[※1]而して寒格し、更に逆吐す。[※2]食入れば即《そく》出ず。乾薑黄芩黄連人参湯之を主る。

方。乾薑　黄芩　黄連　人参各参両

右肆味、水陸升を以て煮て弐升取り滓を去り分温再服す。

[コメント]　本条は、(傷)の三六一条に相当する。※1は〝医復《また》之を吐下し、寒格、更に逆吐下す〟である。※2は、〝食口に入れば即吐す〟である。

八十三条・下利し、微熱有り、[※1]其の人渇し、脉弱の者は、[※2]自から愈ゆ。

[コメント]　本条は、(傷)の三六二条十三字詰に相当する。※は〝而して渇し、脉弱の者は自ず

から愈え令《し》む〟である。

**八十四条・下利し、脉数、若し微しく発熱し、汗出ずる者は、自から愈ゆ。設《もし》、脉復た緊なれば未だ解せずと爲《な》す。**

〔コメント〕　本条は、㊜の三六三条十三字詰にほぼ相当する。

**八十五条・下利し、手足厥、脉無きは、之を炙す。温にならず、反って微喘する者は死す。※少陰　趺陽に負《やぶらる》者は順と爲《た》す。**

〔コメント〕　本条は、㊜の三六四条十三字詰に相当する。※は、〝若し脉還らず、反って微喘する者は死す。〟である。千金翼は引用が疎漏。

少陰とは足の少陰腎経の太谿の穴、趺陽は足の太陽膀胱経の穴、下肢の下の方に有る。

少陰の脉より趺陽の脈が実なのが正常で順であると、博昭翁は云う。

八十六条・下利し、脉反て浮数、尺中自《おのず》から渋、其の人必ず清《せい》膿血す。

［コメント］　本条は、(傷)の三六五条十三字詰に相当する。後人の註。

八十七条・下利清穀は、其の表を攻むる可《べ》からず。汗出ずれば必ず脹満す。

［コメント］　本条は、(傷)の三六七条十三字詰に相当する。

八十八条・下利し、脉沈弦の者は下重す。其の脉大なる者は、未だ止まずと為《な》す。脉微弱数なる者は自《おのず》から止まんと欲すと為《た》す。発熱すと雖も死せず。

［コメント］　本条は、(傷)の三六六条十三字詰に相当する。後人の註。

八十九条・下利し、脉沈に而《し》て遅、其の人面少し赤く、身に微熱有り、下利清穀、必ず鬱冒す、汗出で而《て》解す。※其の人微厥す、然るゆえん者《は》、其の面戴陽し、

**下虚す故也。**

［コメント］　本条は、(傷)の三六八条十三字詰に相当する。※以下は、(傷)の三六九条十四字詰に相当し、〝病人必ず微厥す。〟以下同じである。

**九十条・下利し、脈反て数、而《しこうし》て渇す者は、今[※1]、自から愈ゆ。設《も》し差えざれば必ず清膿血す、熱[※2]有る故也。**

［コメント］　本条は、(傷)の三七〇条十三字詰に相当する。※1は、〝自から愈え令《し》む〟であり、※2は、〝熱有るを以ての故也〟である。

**九十一条・下利の後、脈絶え、手足[※]厥し、晬時に脈還り、手足温なる者は生く、還らざる者は死す。**

［コメント］　本条は、(傷)の三七一条十三字詰に相当する。※は〝手足厥冷し〟である。

**九十二条・傷寒、下利日に十余行、其の人、脉反って実する者は死す。**

［コメント］ 本条は、(傷)の三七一条十三字詰に相当する。

後註であるが、此の論は実際には重要である。極虚の証なのに相応しない実の脉を呈した時は、最後の状態と思ってよい。筍庵は経験がある。

**九十三条・下利清穀、裏寒外熱、汗出で、而《しこうし》て厥す。通脈四逆湯之を主る。**小字・方は少陰門に見す。

［コメント］ 本条は、(傷)の三七三条十四字詰に相当する。

**九十四条・熱利下重は、白頭翁湯之を主る。**

［コメント］ 本条は、(傷)の三七四条十四字詰に相当する。

九十五条・下利し、水を飲まんと欲する者は、熱有りと爲《な》す。白頭翁湯之を主る。方。

白頭翁弐両、黄蘗参両、黄連参両、秦皮参両、

右肆味、水柒升を以て煮て弐升取、滓を去、壹升を温服する。差えざれば更に服す。

［コメント］ 本条は、(傷)の三七六条十三字詰に相当し、方は、三七四条の末尾にある。

九十六条・下利、腹満※、身体疼痛は、先に其の裏を温め、乃ち其の表を攻める。裏を温むるには四逆湯に宜し。表を攻むるには桂枝湯に宜し。小字・方は並に上に見る。

［コメント］ 本条は、(傷)の三七五条十三字詰に相当する。※は〝下利、腹脹満〟である。

九十七条・下利而《し》て譫語するは燥屎有りと爲《な》す。小承気湯之を主る。小字・方は

承気門に見す。

［コメント］ 本条は、（傷）の三七七条十三字詰に相当する。

**九十八条・下利の後、更に煩し、其※の心下を按ずるに濡なる者は、虚煩と為《な》す也。梔子湯之を主る。**小字・方は陽明門に見す。

［コメント］ 本条は、（傷）の三七八条十三字詰に相当する。本条では※に〃之を按ずるに心下濡者〃とあり、千金翼のほうが分り易い。

**九十九条・嘔家、癰膿有り、治すべからず。膿を嘔き盡せば、自から愈ゆ。**

［コメント］ 本条は、（傷）の三七九条十三字詰に相当する。

**一百条・嘔而《し》て発熱、小柴胡湯之を主る。**小字・方は柴胡門に見す。

〔コメント〕　本条は、(傷)の三八二条十三字詰に相当する。後人の註。この文言のみでは小柴胡湯証とは決められない。

**一百一条・嘔而《し》て脉弱、小便復利し、身に微熱有り、厥を見《あらわ》すは、治し難し。四逆湯之を主る。**小字・方は上に見す。

〔コメント〕　本条は、(傷)の三八〇条十三字詰に相当する。後人の註。

**一百二条・乾嘔、涎沫を吐し、而《しこうし》て復頭《かしら》痛む。呉茱萸湯之を主る。**小字・方は陽明門に見す。

〔コメント〕　本条は、(傷)の三八一条十三字詰に相当する。

**一百三条・傷寒、大※いに吐す。之を下し極《きわめ》て虚すに復汗を極める者は、其の人、外気沸鬱、（むすぼれる）復《また》、其れに水を与う。其れ汗を発すを以て、因《よっ》て噦を**

**得る。然るゆえん者《は》、胃中寒冷する故也。**

［コメント］　本条は、㊐傷の三八三条十三字詰に相当する。※は、〃大いに吐し、大いに之を下し、極めて虚すに、復極めて汗を出す者は、其の人外気沸鬱たり。〃である。

**一百四条・傷寒、噦而《し》て満※る者は、其の前後を視て、何の部が利せざるかを知り、之を利せば則ち愈ゆ。**

［コメント］　本条は、㊐傷の三八四条十三字詰に相当する。※は〃腹満るは、其の前後を視て、何の部が利せざるかを知り〃である。後人の註。

# 千金翼方・傷寒下（5） 巻第十 17

## 傷寒・宜忌 第四

［コメント］ 此の篇の第一より第十五迄に、康平本には篇としては無いが、本論の条文の中に、同様な文言が少し有る。

宋本には、これらに相当する条文がある。

### 忌発汗（発汗を忌む） 第一

**一百五条・少陰病、脉細沈数 病裏に在り、其れ汗※を発するを忌む。**

［コメント］ 本条は、傷の二八八条十三字詰（少陰病篇）に相当する。※は、〝汗を発する可《べから》

不《ず》〟である。

**一百六条・脈浮に而《し》て緊、法当に身体疼痛すべし。当に汗を以て解すべし。假《も》令《し》、尺中の脈遅なる者は、其※1の汗を発するを忌む。何を以て然るを知るか、此れ栄※2気不足（足らず）血気微少なら爲《し》むる故也。**

［コメント］　本条は、㊕の五十条十四字詰（太陽病中篇）に相当する。※1は、〝假令、尺中遅なる者は、汗を発す可《べ》からず。〟である。※2は、〝栄気足らず、血少きを以ての故也。〟である。

**一百七条・少陰病、脈微、其※れ汗を発するを忌む。陽無き故也。**

［コメント］　本条は、㊕の二八九条十三字詰（少陰病篇）の前半に相当し、※は〝汗を発すべからず、陽を亡うが故也〟である。㊕にはその後に、〝陽已に虚し、尺脈弱濇の者は、復、之を下すべからず〟の文言が続く。

**一百八条・咽中閉塞するは、其の汗を発するを忌む、其れ汗を発すれば即吐し、血気微絶し、逆冷す。**

［コメント］　本条は、宋本の不可発汗病篇の九条に相当する。※は〝汗を発せば則ち吐血、気微絶、手足厥冷す。蜷臥を得んと欲し、自から温むる能わず〟とある。康平本には、この条以下は無い。

**一百九条・厥せば其れ汗を発するを忌む、其れ汗を発せば、即声乱れ、咽嘶《な》る、舌萎《や》む。**

［コメント］　宋本十三条には〝厥し脈緊、汗を発すべからず、汗を発せば、則ち声乱れ、咽嘶《かれ》、舌萎《しばむ》、声前を得ず〟とある。

**一一〇条・太陽病、発熱、悪寒、寒多く熱少く[※1]、脈微弱なるは、則ち陽無き也。復、其の汗を発するを忌む[※2]。**

【コメント】　本条は、宋本の本文二八条の記述に相当する。※1は〝熱多く、寒少なく〞で、※2は〝汗を発すべからず〞とある。千金翼が正しいかも。

一一一条・咽喉乾燥の者は、※其の汗を発するを忌む。

【コメント】　宋本不可発汗篇十六条に有り※は〝汗を発すべからず〞である。

一一二条・亡血家は、※1其の表を攻むるを忌む。※2汗出ずれば、則ち寒慄而《し》て振う。

【コメント】　本条は宋本の不可発汗篇十七に有り※1は〝汗を発すべからず〞であり、※2は〝汗を発せば〞である。

一一三条・汗家、※重ねて其の汗を発せば、必ず恍惚と心乱れ、小便已って陰疼む。

【コメント】　本条は宋本の本文八五条に有る。※は、〝汗を発す可からず、汗を発せば必ず恍惚心乱る〃である。

一一四条・淋家、其※の汗を発するを忌む。其の汗を発すれば必ず便血す。

［コメント］　本条は宋本の不可発汗篇二〇条に有る。※は〃汗を発すべからず〃である。

一一五条・瘡家、身疼痛すと雖も、其の表※を攻むるを忌む、汗出ずれば則ち痓す。

［コメント］　本条は宋本の不可発汗篇二一条に有る。※は、〃汗を発すべからず。〃である。

一一六条、前段「冬時、其れ汗を発するを忌む。其れ汗せば、必ず吐利し、口中爛《ただ》れ瘡を生ず。」後段「欬而て小便利す。若し小便を失せば、其※の表を攻むるを忌む。汗せば則ち厥し逆冷す。」

［コメント］　本条の前段は宋本にもない。後段は宋本の不可発汗篇二三条に当るが※は〃汗を

発すべからず。汗出ずれば則ち四肢厥し逆冷す〃である。

総じて、千金翼方の〃発汗を忌む〃篇の条文は、十二条あるが、宋本の〃不可発汗病〃篇には三十条余りがある。千金翼方が底本として引用した傷寒論は、宋本より古体なのだろうか。

**一一七条・太陽病、其の汗を発し、因て痓を致す。**

[コメント]　本条は宋本の痓湿暍篇四条に当る。

**宜発汗（発汗すべし）第二**

**一一八条・大法、春夏は宜しく汗を発すべし。**

[コメント]　本条は宋本の可発汗病篇四二条に当る。

**なし・宋本の可発汗病篇四十二条の後に本論が続く。**

**一二〇条・凡そ汗を発し、※手足皆周《めぐ》ら令《し》めんと欲し、漐漐たり、一時の間益《ますます》佳し、流漓を欲せず。若し病解せ不《ざ》れば、当に重ねて汗を発す。汗多くば則ち亡陽す。陽虚は重ねて汗を発するを得ざる也。**

［コメント］　本条は宋本の不可発汗篇四三条に当り、※は、〝凡そ汗を発すには、手足倶に周《め》ぐら令めんと欲す。時に出るに、漐漐然たるに似て、一時の間許りが益《ます》ます佳《よ》し。水の流漓の如くなら令《しめ》るべからず《不》〟である。引用が疎漏。宋本は引続き〝汗多き者は必ず陽を亡う。陽虚は重ねて汗を発するを得ざる也〟と続ける。明解である。

**一二一条・凡そ　湯薬を服し、汗を発して病に中《あた》れば便《すなわち》止め、必ずしも剤を尽さ不る也。**

［コメント］　本条は、宋本の不可発汗篇四四条に当る。同文。

**一二二条・凡そ、宜しく汗を発すべしと云う。而《しか》るに湯無き者《は》、丸散も亦用い**

**て可なり。※然り、湯薬には如かざる也。**

[コメント]　本条は、宋本の不可発汗篇四五条に当たるが、※には〝汗出るを以て解《げ》と爲《な》すを要す。然り、湯は証に随いて良験するに如《し》かず〟とある。千金翼は引用が疎漏。

**一二三条・凡そ脈浮なる者《は》、※1病外に在り、宜しく其の汗を発すべし。**※2↓

[コメント]　本条は、宋本の不可発汗篇四六条と康平本の本文四二条にも近似する条文がある。〝太陽病外証未だ解せず、脈浮弱の者は当に汗を以て解す。桂枝湯に宜し〟である。

**一二四条・太陽病、脈浮に而《し》て数の者は、宜しく其の汗を発すべし。**

[コメント]　本条は、宋本の不可発汗篇四七条で、これに〝桂枝湯に属す〟と続いてある。千金翼は引用が疎漏。

**一二五条・陽明病、脈浮虚の者は、宜しく其の汗を発すべし。※**

［コメント］ 本条は、宋本の可発汗篇五一条の後半に当り、※は〝当に汗を発すべし桂枝湯証に属す〟と続く。

**一二六条・陽明病、其の脈遅、汗出ること多く、而して微悪寒の者は、表未だ解せずと爲《な》す。宜しく其の汗を発すべし。※**

［コメント］ 本条は、宋本の可発汗篇四八条に当る。※に〝桂枝湯証に属す〟と続く。

**一二七条・太陰病、脈浮なるは、宜しく其※1の汗を発すべし。※2↓**

［コメント］ 本条は、宋本の可発汗篇五九条に当る。※に〝桂枝湯証に属す〟と続く。康平本は二八〇条十四字詰で、※1は〝少し汗を発すべし。〟である。

一二八条・太陽の中風、※1陽浮に而《し》て陰濡《なん》弱、浮者《は》熱自から発し、濡弱者《は》汗自から出ず、濇濇と悪寒し、淅淅と悪風し、翕翕と発熱し、鼻鳴乾嘔するは、桂枝湯之を主る。

〔コメント〕　本条は、宋本の太陽病上篇十五条に当る。康平本の一五条にも相当する。※1は〝陽浮に而《し》て陰弱、陽浮の者は熱自から発し、陰弱の者は汗自から出ず。〟である。

一二九条・※太陽、頭痛、発熱、身体疼、腰痛、骨節疼痛、悪風、汗無く、而《しこうし》て喘す。麻黄湯之を主る。

〔コメント〕　本条は、宋本に太陽病中篇三五条にほぼ相当する。康平本の三五条にも相当する。

一三〇条・太陽の中風、脈浮緊、発熱、悪寒、身体疼痛、汗にし出でず而《し》て煩躁す。大青竜湯之を主る。※↓

〔コメント〕　本条は、宋本の太陽病中篇三八条に当る。康平本の三八条にも相当するが、末尾に〃若し脉微弱、汗出で、悪風する者は之を服す可からず、之を服せば則ち厥逆、筋惕《てき》肉瞤、傍註・此を逆と為《な》す也。〃と続く。

**一三一条・少陰病之を得て二三日、※麻黄附子甘草湯で微し汗を発す。**

［コメント］　本条は、宋本の少陰病篇三〇五条に当る。康平本の少陰病篇三〇五条にも相当する。康平本は嵌註〃二三日裏証無きを以ての故に、微しく汗を発する也〃がある。

## 忌吐（吐くを忌む）　第三

**一三二条・太陽病、悪寒而《し》て発熱す。今、自汗出で、反って悪寒せず、而《しこうし》て発熱する。関上の脉細に而《し》て数、※此れ、之を吐すは過《あやま》り也。**

［コメント］　本条は、宋本の不可吐篇最初の条文の前半にほぼ相当し、※は、〃医之を吐すこと過るを以て也〃である。

一三三条・少陰病、其の人飲食入れば則ち吐す、心中温温、吐せんと欲し復吐す能わず《不》。始め之を得て手足寒《ひ》え、[※1]脈弦運、[※2]若し膈上に寒飲有りて乾嘔するは、[※3]吐を忌む。当に之を温むるべし。

［コメント］　本条は、宋本の不可吐篇三条に有る。※1は〝脈弦遅〟であり、※2に、〝此れ胸中実す、下すべからざる也〟が入る。※3は、〝吐すべからざる也〟である。この条文の基は、康平本の、少陰病篇三二七条である。

一三四条・諸の四逆、病厥するは、吐を忌む[※]。虚家も亦然り。

［コメント］　本条は、宋本の弁不可吐篇の末尾の条文四条に相当する。※は、〝之を吐すべからず〟である。

## 宜吐（吐すべし）

**一三五条・大法、春は宜しく吐すべし。**

［コメント］ 本条は、宋本の弁可吐篇の頭初に当る。

**一三六条・凡そ、吐湯※を服し、病に中《あた》れば便《すなはち》止む。必ずしも剤を盡さざる也。**

［コメント］ 本条は、宋本の弁不可吐篇二条に当り、※は〝吐湯を用い〟である。

**一三七条・病、桂枝の証の如きに、其※1の頭項強痛せず、寸口の脈浮、胸中痞堅、上って咽※2喉を撞き、息するを得ず。此れ寒有りと爲す。宜しく之を吐すべし。**

［コメント］ 本条は、宋本の弁不可吐篇三条に当る。※1は〝頭痛まず、項強らず〟であり、※2は〝気上って咽喉を撞き、息するを得ざる者〟とある。

**一三八条・病、胸上諸《もろもろ》実す。胸中鬱鬱と而て痛み、食すこと能わず、人を使**

て之を按ぜ使《し》め、而《しこう》して反って涎唾有り。下利日に十余行。其の脉反って遅、寸口遅滑、此は之れ宜しく吐すべし。利即止む。

［コメント］　本条は、宋本の不可吐篇四条に当る。文言僅かな違い有。

一三九条・少陰病、其の人飲食入れば則ち吐す、心中温温吐せんと欲し、復吐すこと能わず《不》。宜しく之を吐すべし。

［コメント］　本条はほぼ宋本の不可吐篇五条に有るが、宋本には「宜しく之を吐すべし」の文言は無い。本条文に引き続いて、〃始め之を得て、手足寒《ひ》え、脉弦遅者、此胸中実す。下すべからざる也。若し膈上に寒飲有りて乾嘔する者は吐すべからざる也。当に之を潰むるべし〃とある。千金翼は引用疎誤ではないか。

一四〇条・病者手足逆冷し、脉乍《たちま》ち緊、[※1]邪結び胸中に在り、心下満而《みちて》煩し、[※2]飢て食すこと能わ不《ざ》るは病胸中に在り。宜しく之を吐すべし。

［コメント］ 本条は、宋本の不可下篇七条に当る。※1は〝客気胸中に在るを以て〟であり、※2は〝食を欲すも〟である。

**一四一条・病、胸中に在るは、宜しく之を吐すべし。**

［コメント］ 本条は宋本の可吐篇七条の末尾の条文に当る。

**一四二条・宿食上管に在れば、[※]宜しく之を吐すべし。**

［コメント］ 本条は宋本の可吐篇六条に当る。※は、〝当にこれは吐すべし〟である。

## 忌下（下を忌む） 第五

**一四三条・咽中閉塞するは下を忌む。之を下さば則ち上軽く下重し。水漿下らず。[※1][※2]諸の外實は下を忌む。之を下さば、皆微熱を発し、脉を亡い則ち厥す。**

［コメント］　本条は、宋本の本篇十条と十一条の二条分に相当する。十条には本条の前半の「水漿下らず」に続く文言が〝臥せば則ち蜷せんと欲す。身急痛し、下利日に数十行〟と有る。後半※2は、十一条の〝諸の外実の者は下すべからず、之を下せば則ち微熱を発し、脈を亡う。厥す者は、当に握熱と斉しかるべし〟である。千金翼は引用が疎漏。

**一四四条・脈数の者は下を忌む。之を下さば必ず煩し、利止まず《不》。**

［コメント］　本条は、宋本の不可吐篇十九条に当り、〝脈数の者は久しく数止まず。止めば則ち邪結び、正気復すこと能わず。正気却て蔵於《に》結ぶ故に邪気之に浮き、皮毛与相得る。脈数の者は下すべからず。之を下せば必ず煩し利止まず〟とあって千金翼は引用が疎漏。

**一四五条・尺中弱渋の者は、復下を忌む※。**

［コメント］　本条は宋本には無い。

**一四六条・脈浮大※、医反って之を下す。此れ大逆と爲《な》す。**

［コメント］ 本条は、宋本の不可下篇二十一条に当たるが、〃脈浮大、應に汗を発すべし。医反って之を下す。此大逆と爲也〃である。

康平本の太陽病下篇（結胸篇）一三七条十四字詰にも、〃結胸の証、其の脈浮大の者は下すべからず。之を下さば則ち死す。結胸の証悉く具り煩燥する者も亦死す〃とある。千金翼は引用が疎畧。

**一四七条・太陽証 罷《やま》ざるは、下すを忌む。之を下すを逆と爲《な》す。**

［コメント］ 此の条に似た条文が宋本の太陽病中篇二十九条にある。〃太陽病、外証有り、未だ解せざるは、下すべからず。之を下すを逆と爲す。〃である。千金翼はこの引用の疎漏であろう。

**一四八条・結胸証、其の脈浮大は、下すことを忌む。之を下さば即死す。**

［コメント］ 宋本の不可下篇二十四条に当る。

一四九条・太陽と陽明の合病、喘而《し》て胸満の者は、下※すを忌む。

[コメント]　本条は、宋本の不可下篇二十五条に当るが※は〝下すべからず《不》〟である。康平本三六条にも〝下すべからず。麻黄湯に宜し。〟とある。

一五〇条・※1太陽与《と》陽明の合病、心下※痞堅、頸項強《こわば》り而《て》眩《めくるめ》くは、下※2すを忌む。

[コメント]　本条は、宋本の本篇二十六条に、〝太陽と少陽の合病、心下鞕〟である。

一五一条・凡※そ四逆の病厥す者は、下すを忌む。虚家も亦然り。

[コメント]　本条は宋本の不可下篇二十七条に有るが〝諸の四逆厥者、之を下す可から不〟とある。

一五二条・病、吐※せせんと欲する者は、下を忌む。

［コメント］ 本条は、宋本の不可下篇二十八条に有るが、〝病、吐せんと欲す者は、下すべからず〟とある。

**一五三条・病[※]、外証有りて未だ解せざるは、下すを忌む。之を下すを逆と爲《な》す。**

［コメント］ 宋本には不可下篇二十九条に、〝太陽病、外証有り、未だ解せざるは、下すべからず〟とある。

**一五四条・少陰病、食入れば即吐し[※1]、心中温温 吐せんと欲し 復《また》吐すこと能わず。始め之を得て手足寒え、脉弦遅、此れ胸中実す、下すを忌む[※2]。**

［コメント］ 本条は、宋本の不可下篇三十七条にほぼ相当するが※1は〝飲食口に入れば、則ち吐し〟で、※2は〝下す可《べ》から不《ざ》る也〟となっている。

**一五五条・傷寒五六日、結胸せず[不]、腹濡、脉虚、復厥す者は、下すを忌む。之**

を下さば血を亡い則死す。

［コメント］　宋本の不可下篇三十八条に当り、文字ほぼ同。

# 千金翼方・傷寒下（6） 巻第十 18

宜下（下すべし） 第六（宋本・可下病）

一五六条・大法・秋は宜しく下すべし。

［コメント］ 本条は宋本の可下篇四五条に有り。

一五七条・凡そ宜※しく下すべきは、湯を以て丸散に勝《まさ》る。

一五八条・凡そ、湯を服して下し、病に中《あたれ》ば則ち止む、必ずしも盡く三服せ不《ず》

〔コメント〕 以上の二条は、宋本は可下篇四六条の一条で、前半に〝凡そ下すべき者は湯を用うれば丸散に勝る〟とあり、後半が〝病に中《あた》れば、便ち止む。必ずしも剤を盡さざる也〟である。

**一五九条・陽明病、発熱し汗多き者は、急に之を下す。※↓**

〔コメント〕 本条は、宋本と同じ条文である。末尾に※に、〝大柴胡湯に宜し〟と続く。

**一六〇条・少陰病、之を得て二三日、口燥き、咽乾く者は急に之を下す。※↓**

〔コメント〕 本条は、宋本に有り。康平本の三二三条十四字詰にも相当する。どちらも、末尾の※に、〝大承気湯に宜し〟と続く。

**一六一条・少陰病※1五六日、腹満し、大便せざる者、急に之を下す。※2↓**

〔コメント〕 宋本の少陰病篇三二五条に当るが、※1が〝六七日〟であり、末尾※2↓に〝大承気湯に宜し。〟と続く。

一六二条・少陰病、下利清水色青き者、心下必ず痛む。口乾く者は、宜しく之を下すべし。※↓

［コメント］ 本条は宋本の少陰病篇三二四条に当る。末尾※に〃大承気湯に宜し〃と続く。康平本三二四条にも有る。

一六三条・下利し、※1三部の脈皆浮、按ずるに其れ心下堅き者は、※2宜しく之を下すべし。

［コメント］ 本条は宋本に可下篇五条と有り。※1は〃三部の脈平〃※2は〃急に之を下せ〃とあり、末尾※に〃大承気湯に宜し〃と続く。

一六四条・下利し、脈遅に而《し》て滑の者は実也。利未だ止まんと欲せず《不》、宜しく之を下すべし。※↓

［コメント］ 本条は、宋本の可下篇六条の〃下利し、脈遅滑者《は》内実也。利未だ止まずば当に之

を下す。〟に当る。末尾※に〝大承気湯に宜し〟と続く。

**一六五条・陽明与《と》少陽の合病、利而《し》て脉負《そむ》かざる者は順と為《な》す。脉数に而《し》て滑の者は、宿食有り、宜しく之を下すべし。**

**［コメント］**　本条は、宋本の可下病篇七条に有る。康平本には二五九条十四字詰（陽明病篇）に、〝陽明と少陽の合病、必ず下利す、傍註・其の脉負か不る者は順と為す也。嵌註・負く者は失也。互相尅賊するを名ずけて負と為す也。本文・脉滑に而《し》て数の者は宿食有る也。当に之を下すべし。大承気湯に宜し〟とくわしく論じている。

**一六六条・問うて曰く、人病み、宿食有り、何を以てか之を別《わか》たん、答えて曰く、寸口の脉浮大、之を按じて反って渋、尺中も亦微に而《し》て渋、故に宿食有るを知る。宜しく之を下すべし。**

**［コメント］**　本条は、宋本に無い。

一六七条・下利し、食を欲せざる者は宿食有り、宜しく之を下すべし。※↓

［コメント］　本条は、宋本の可下篇五五条に当り、末尾※に〝大承気湯に宜し〟と続く。

一六八条・下利差《い》え、其※の時に至り、復《また》発す。此れ病尽きずと為す。宜しく復《また》之を下すべし。

［コメント］　本条は、宋本の可下篇五六条に当るが、※は〝其の年月日時に至り、復発す者は、病尽きざる故を以て也〟とある。

一六九条・凡そ、病、腹中満痛の者は、寒と為す。宜しく之を下すべし。

［コメント］　本条は、宋本には無い。康平本の、本論二五九条十三字詰の前半（陽明病篇）には、〝汗を発して解せず、腹満痛の者は、急に之を下す。大承気湯に宜し〟とある。千金翼は引用疎漏。

一七〇条・腹満減ぜず、減ずるも、言うに足らざるは、宜しく之を下すべし。

［コメント］　本条は、前条に続いて㊫の二五九条十三字詰の後半に相当し、末尾に〃大承気湯に宜し〃と続く。

一七一条・傷寒六、七日、目中了了たらず、晴和せず、表裏証無く、大便難、微熱の者は、此れ実と為《な》す。急に之を下す（也）。※↓

［コメント］　本条は、宋本の可下篇一五条に当る。末尾※に〃大承気、大柴胡湯に宜し〃と続く。康平本の二五七条十四字詰にも有って、「此れ実と為す也」は傍註。

一七二条・脉双弦に而《し》て遅、心下堅、脉大に而て緊の者、陽中に陰有り、宜しく之を下すべし。※↓

［コメント］　本条は、宋本の可下篇一七条に当り、末尾※に〃大承気湯に宜し〃と続く。

**一七三条・傷寒、熱有り、而《しかうし》て少腹満、應《まさ》に小便利せざるべし、今、反って利す。此れ血となす。宜しく之を下すべし。※↓**

［コメント］ 本条は、宋本の可下篇二二条に当る。文末※に〝抵当丸に宜し〟と続く。

**一七四条・病者※1、煩熱、汗出でて即解す。復、瘧の如く日晡所発す者は、陽明に属す。脈実の者は当に之を下すべし。※2↓**

［コメント］ 本条は宋本の可下篇二六条に当るがやや疎漏。、※1は〝病人、煩熱、汗出で、瘧状の如く、日晡発熱し、脈実の者は之を下すべし〟、また、末尾※に〝大柴胡、大承気湯に宜し。〟とある。

**宜温（温むるべし） 第七（宋本に此の篇無し）**

［コメント］ 本篇は、宋本にはない。

一七五条・大法、冬は宜しく温熱薬を服すべし。

［コメント］　なし。

一七六条、師曰く、病、発熱、脉反って沈、若し差えずば身体更に疼痛す。当に其裏を救うべし。温薬四逆湯に宜し。

後一七六条・下利し、腹脹満し、身体疼痛するは、先ず（さきに）其の裏を温む。四逆湯に宜し。

［コメント］　なし。

一七七条・下利し、脉遅緊、痛と爲す。未だ止まんと欲せずば、宜しく之を温むるべし。

［コメント］　その通りか。

**一七八条・少陰病、下利し、脉微渋、嘔する者《は》、宜しく之を温む。**

［コメント］　なし。

**一七九条・自利し渇せざる者《は》、太陰に属す。其れ藏に寒有る故也。宜しく之を温るべし。**

［コメント］　本条は、康平本の二八一条十四字詰に相当し、末尾に〝嵌註・回逆輩を服すに宜し〟と続く。（回逆は四逆）

**一八〇条・少陰病、其の人飲食入れば則ち吐す。心中温温と吐せんと欲し、復《また》吐すこと能わず。始め之を得て手足寒《ひえ》、脉弦遅[※1]、若しくは膈上に寒飲有り、乾[※2]嘔するは、宜しく之を温む。**

［コメント］　宋本の少陰病篇三二七条に当り、康平本の三二七条（少陰病篇）にも相当する。
※1は〝脉弦遅、は下すべからず。傍註・脉弦遅者《は》、此れ胸中実す。当に之を吐すべし〟であり、
※2は〝乾吐する者は吐すべからざる也。当に之を温むるべし、四逆湯に宜し〟とある。

**一八一条・少陰病脉沈[※]の者は、宜しく急に之を温むるべし。**

［コメント］　康平本の三二六条に相当する。※は、〝脉沈の者は、急に之を温む。四逆湯に宜し〟である。

**一八二条・下利し、食を欲す者は、宜しく之を温に就《つ》く。**

［コメント］　宋本にもなし、不要の論か。

**忌火（火を忌む）　第八（宋本に此の篇無し）**

一八三条・傷寒、火針を加うれば　必ず驚す。

[コメント]　なし。

一八四条・傷寒、脈浮、而《しこうし》て医火を以て之を迫刼《はつきょう》し、陽を亡う。必ず驚狂し、臥起安からず。※↓

[コメント]　本条は、康平本の一一四条（太陽病中篇）に相当する。末尾※↓に〝桂枝去芍薬加蜀漆牡蛎竜骨救逆湯之を主る〟と続く。

一八五条・傷寒、其の脈弦緊ならず《不》而《し》て弱、弱の者は必ず渇す。火を被れば必ず譫語す。

[コメント]　本条は、宋本にも康平本にも無い。

**一八六条・太陽病、火を以て之を薫ずるも汗を得ず、其の人必ず躁し、※1経に到るも解せず、※2必ず清血す。**

［コメント］　本条は、康平本の一一六条（太陽病中篇）に相当する。※1は傍註。※2は〝其人必ず躁し〟、傍註・〝経に到り解せず〟、本論・〝必ず清血、名《なず》けて火邪と為す〟とあり、千金翼は引用が疎漏。

**一八七条・陽明病、火を被《こうむ》り、額、上に微汗出で、而小便利せず、必ず黄を発す。**

［コメント］　本条は、康平本の二〇三条十四字詁（陽明病篇）に相当する。

**一八八条・少陰病、欬し、而《しこうし》て下利し、譫語す。是れ火気に被刼《おびやかさ》るる故也。小便必ず難し。強《し》いて少陰を責《せむ》るに汗をもってすれば也。**

［コメント］　本条は、康平本の二八七条十三字詁に相当する。後人の註。

宜火（火によろし） 第九（宋本に此の篇無し）

一八九条・凡そ、下利し 穀道中痛む、宜く灸すべし。枳実若くは熬塩《やきしお》等で之を慰す。

［コメント］ 此の条文は、現伝の傷寒論（宋本・康平本）には無い。千金翼の編集。

忌灸（灸をいむ） 第十

（此の篇、宋版傷寒論になし。）

一九〇条・微数の脈は、慎んで灸すべからず。火は因て邪と為す、則ち煩逆と為る。

［コメント］ なし。

一九一条・脉浮なるは、当に汗を以て解すべし、而《しかる》に反って之を灸す、邪従て去ること無し。火に因って病盛となり、腰従《より》以下必ず重く而て痺す。此れ火逆と爲《な》す。

［コメント］　なし。

一九二条・脈浮　熱甚し、而《しか》も反って之に灸す。此れ実と爲す。実は虚を以て治すべきに、火に因っ而《て》動ず。咽燥き、必ず唾血す。

［コメント］　なし。

宜灸（灸するによろし）　第十一（宋本に此の篇無し）

一九三条・少陰病、一二日、口中和し、其の背悪寒す、宜しく之を灸すべし。

［コメント］　本条は康平本の三〇七条（少陰病篇）に相当する。〝少陰病之を得て一、二日、に中和し、其の背悪寒する者、附子湯之を主る〟で千金翼とやや相異する。

**一九四条・少陰病、吐利、手足逆而《し》て脉足らざるは、其の少陰に七壮灸す。**

［コメント］　本条は康平本の二九五条十三字詰にほぼ相当する。〝少陰病、吐利、手足逆冷せず、反って発熱する者は死せず。脉至らざる者《は》、少陰に灸すること七壮〟でやや相異がある。

**一九五条・少陰病、下利し、脉微渋の者は即嘔汗す者。必ず数なるに、更衣反って少き者は、宜しく温むるべし、其の上に灸す。**小字・一に云う厥陰に灸すること五拾壮。

［コメント］　本条は、康平本の三二八条十三字詰条文（少陰病篇）にほぼ相当するが〝少陰病、下利し、脉微濇、嘔而《し》て汗出ずるは、必ず更衣すること数なり。反って少き者は、当に其の背上を温むるべく、之に灸す〟である。千金翼は引用がやや疎漏。

**一九六条・下利し、手足厥し、脉無し、之に灸し厥を主る。厥陰是也。灸し温にならず反って微喘する者は死す。**

［コメント］　なし。

一九七条・傷寒六七日、其の脉微、※手足厥し、煩躁するは、其の厥陰に灸す。厥還らざる者は死す。

［コメント］　本条は、康平本の三四六条十三字詰（厥陰病篇）に相当する。※は、〝手足厥冷し、煩躁するは、厥陰に灸す〟である。

一九八条・脉促、手足厥す者は、宜しく之に灸すべし。

［コメント］　なし。

## 忌刺　第十二（宋本に此の篇無し）

一九九条・大怒は刺すこと無し、新内（裏証）は刺すこと無し、大労は刺すこと無し。大酔は刺すこと無し。大飽（過食？）は刺すこと無し。大渇は刺すこと無し。大驚（精神異常）は刺すこと無し。熇熇《こうこう》（火がさかん、高熱？）は之れ刺すこと無し。

熱は涤涤《ろくろく》之を刺すこと無し。汗は渾渾《こんこん》之を刺すこと無し。脈、病与《と》脈相逆す者は刺すこと無し。

二〇〇条・上工は未だ生ぜざるを刺す。其の次は未だ盛なざるを刺す。其の次は其の哀工を刺す、此れ逆す者、是を伐形と謂《い》う。

［コメント］ 針刺術の論である。

注：涤涤・したたる・甚しい？。渾渾・水の流れ。

宜刺（刺すべし） 第十三（宋本に此の篇無し）

二〇一条・太陽病、頭《かしら》痛み七日に至る。自《おのず》から当に愈ゆべし。其れ経竟《おわ》る故也。※若し、再経を作《なさ》んと欲する者《は》、宜しく足の陽明を刺し、経に伝えざら使《し》む。則ち愈ゆ。

【コメント】 本条は、康平本十一条十三字詰（太陽病上篇）に相当する。※は〝盡く其の経を行《めぐ》るを以ての故也〟となっている。

二〇二条・太陽病、初め桂枝湯を服す。而《しこうし》て反て煩解せず《不》。宜しく先ず風池風府を刺し。乃ち却《かえっ》て桂枝湯を与うれば則ち愈ゆ。

【コメント】 本条は、康平本の二六条の半前に相当する。

二〇三条・傷寒、腹満、而《しこうし》て譫語す、寸口の脉浮に而《し》て緊の者は、此れ肝痺に乗ずとなす。名ずけて縦と曰う。宜しく期門を刺すべし。

【コメント】 本条は、康平本の一一〇条十三字詰（太陽病中篇）に相当する。

**二〇四条・傷寒、発熱し濇濇と悪寒す。其の人大渇し截《さい》漿（こめとぎじる）を飲んと欲す者は、其の腹必満ち、而て《しこうし》自汗出ず。小便利すれば、其の病解せんと欲す。此れ肝肺に乗ずと爲す、名ずけて横と曰う。宜しく期門を刺すべし。**

［**コメント**］　本条は、康平本の一一一条十三字詰に相当する。後人の註。

**二〇五条・陽明病、下血、而て《しこうし》譫語す。此れ、熱血室に入ると爲《な》す。但頭汗出ずる者は期門を刺す、其の実に随《したがつ》て而之を瀉す※↓。**

［**コメント**］　本条は、康平本二二三条十三字詰（陽明病篇）に相当する。※に〃濈然と汗出で則ち愈ゆ〃と続く。後人の註。

**二〇六条・太陽と少陽の合病、心下痞堅、頸項強り、而て《しこうし》眩《めくるめ》く、宜く大椎肺兪肝兪を刺すべし。之を下す勿れ。**

［**コメント**］　本条は、康平本の一四七条十三字詰の引用であるが、康平本には、〃太陽と少陽

の併病、頭項強痛、或は眩冒、時に結胸の如く、心下痞鞕する者《は》、当ち太椎第一間肝兪肺兪を刺すべし、慎んで汗を発すべからず云々〃とあって、千金翼の引用は疎漏、疎誤。

二〇七条・婦人傷寒、懐身、腹満、小便を得ず、加うるに、腰従《より》以下重く水気状有るが如し。懐身七月、太陰当に養うべし。養わざれば此れ心気実す。宜しく労宮及関元を刺瀉すべし。小便利し則ち愈ゆ。

［コメント］　本条は、宋本にも康平本にも無い。

二〇八条・傷寒、喉痺す、手の少陰穴を刺す、腕に在り。当に小指の後、脉動ず是也。針入参分之補う。

［コメント］　本条は、宋本にも康平本にも無い。

二〇九条・少陰病、下利、膿血を便ずる者《は》宜しく刺すべし。

［コメント］ 本条は、康平本の三〇九条に相当する。康平本には〝少陰病、下利し、膿血を便ずる者、桃花湯之を主る〟とある。千金翼は引用が疎漏。

## 忌水（水を忌む） 第十四（宋本に此の篇無し）

二一〇条・汗を発して後、水を飲むこと多き者は、必ず喘す。水を以て之に灌《そそ》ぐも亦喘す。

［コメント］ なし。

二一五条・下利、其の脉浮大、此を虚と為《な》す。強く之を下せるを以ての故也。設《もし》脉浮革革、爾に因て腸鳴る、当に之を温めるべし。水を与うれば必ず噦す。

［コメント］ なし。

二一六条・太陽病、小便利す者《は》水多しと爲《な》す。心下必ず悸す。

［コメント］ なし。

宜水（水によろし） 第十五（宋本に此の篇無し）

二一七条・太陽病、汗を発して後、若し大いに汗出で、胃中乾燥し、煩し、眠を得ず。其の人水を飲まんと欲するは、当に稍之を飲み、胃気和せ令《し》めれば、則ち愈ゆ。

［コメント］ 本条は、康平本の六八条の前半に相当する。※1は〝少々与えて之を飲み〟である。※2末尾に、〝若し、脉浮、小便利せず、微熱、消渇の者は、五苓散之を主る〟と続く。

二一八条・厥陰、渇し水を飲まんと欲すは、水を与え之を飲み、即ち愈ゆ。

［コメント］ 本条は、康平本三三一条十三字詰（厥陰病篇）にほぼ相当し、※が、〝少々之を与

うれば愈ゆ〟である。

## 発汗吐下後病　第五

小字・参拾証方壹拾伍首

［コメント］　先の千金翼方の傷寒宜忌の篇はすべて、康平本には無い。宋本には、不可発汗病、可発汗病、不可吐、可吐、不可下病、可下病と此の発汗吐下後病の記述は有るが、、忌火、宜火、忌灸、宜灸、忌刺、宜刺、忌水、宜水の篇はない。

二一九条・汗を発して後、水薬口に入るを得ざるは、逆と爲《な》す。

［コメント］　本条は、康平本には無い。

二二〇条・未だ脉を持たず、時に病人手を叉《く》み自《みず》から心を冒《おお》う。師因《よ》つて教う、試《こころみ》に欬せ令《し》め而《て》即欬せざる者は、此れ必ず両耳聞く所無き也。然るゆえん者《は》重ねて汗を発し虚す故也。

［コメント］　本条は、康平本の太陽病中篇七二条十三字詰の論旨と同様である。また六一条十三字詰の〝発汗過多にて其の人手を叉し自ら心を冒《おお》う。心下悸して按を得んと欲す者《は》、桂枝甘草湯之を主る〟が参照になる。

**二二一条・汗を発して後、身熱す。又重ねて其の汗を発し、胃中虚冷す。必ず反て吐す也。**

［コメント］　本条は、宋本にも康平本にも無い。

**二二二条・病人脉数、数は熱と為《な》し、当に穀を消し食を引くべし、而《しか》るに反って吐す者《は》、※医其れ汗を発し、陽気微に膈気虚し、脉則ち数と為《な》る。数は客熱為《た》り、穀を消すこと能わず、胃中虚冷せる故吐す也。**

［コメント］　本条は、康平本の太陽病篇一二六条十四字詰（太陽病中篇）と同じである。ただ※は、〝此れ汗を発し、陽気微なら令《し》め、膈気虚すを以て、脉乃ち数也〟となっている。

二二三条・病者、寒有り、復其の汗を発し、胃中冷え、必ず蚘を吐す。小字・一云吐逆。

[コメント]　本条は、康平本の太陽病中篇八六条十四字詰と同様である。尚、一六八条十四字詰（太陽病下・結胸篇）の、〝病、桂枝註の如く、頭痛まず、項強らず、寸脉微浮、胸中痞鞕、気喉咽に上衝し、息するを得ざる者（傍註・此れ胃中寒飲有り、と為す也）当に之を吐すべし。瓜蒂散に宜し〟は参考になる。

二二四条・汗を発し、後、重《かさね》て其の汗を発し、亡陽して譫語す。其の脉反て和す者《は》死な不《ず》。

桂枝湯を服して汗出ずること多く、煩渇し、解せず。若し脉洪大なるは白虎湯を与う。小字・方は雑療中に見す。

[コメント]　本条は康平本にも、宋本にも無い。

二三五条・汗を発して後、身躰疼痛し、其の脉沈遅なるは桂枝加芍薬生姜人参湯之を主る。

［コメント］　本条は、康平本の太陽病中篇五九条十四字詰条文にほぼ匹敵する。

方。桂枝参両　芍薬四両　生薑四両　甘草弐両炙　大棗拾弐枚擘　人参参両

右陸（六）味　水壹斗弐升を以て煮　参升取　滓を去　壹升温服す、本云桂枝湯芍薬生薑人参を加わ令《し》む。

［コメント］　本方の方は、宋本にはあるが、康平本にはみあたらない。落丁か？

# 千金翼方・傷寒下（7） 巻第十 19

二二六条・太陽病、其の汗を発し而《て》解せず、其の人発熱、心下悸し、頭眩《めくるめ》き、身瞤而《し》て動、振振と地に擗んと欲す者《は》、玄武湯之を主る。小字・方は少陰門に見す。

［コメント］　本条は、康平本の太陽病中篇七九条と同様である。千金翼方の〝玄武湯之を主る〟は、康平本も、〝玄武湯之を主る〟である。宋本は〝真武湯之を主る〟である。

千金翼が基底にした傷寒論は、宋本より以前の古い書のようである。康平本が、この古書と同様なのに興味がある。

二二七条・汗を発して後、其の人斎（臍）下悸し、奔豚を作《な》さんと欲す。茯苓桂枝甘草大棗湯之を主る。方。

茯苓半斤、桂枝肆両　甘草壹両炙　大棗拾伍枚擘

右肆（四）味　水壹斗を以て先に茯苓を煮て弐升減じ　諸薬を内《い》れて煮て参升取滓を去り壹升を温服す、日に参服す。

［コメント］　本条は、康平本の太陽病中篇六二条十三字詰（太陽病中篇）と同様である。

二二八条・発汗過多、以後、其の人叉手し自《みずか》ら心を冒《おお》う。心下悸し而《て》按を得んと之を欲す。桂枝甘草湯之を主る。方。

桂枝四両、甘草弐両炙

右弐味、水参升を以て煮て壹升取り　滓を去り、頓服す　即愈ゆ

［コメント］　本条は、康平本の太陽病篇六一条十三字詰と同様である。

二三九条・汗を発し、脉浮に而《し》て数、復た煩す者《は》、五苓散之を主る。小字・方は結胸門中に見す。

［コメント］ 本条は宋本にも康平本にも無い。

**二四〇条・発汗後《あせをはつしてのち》、腹脹満す、厚朴生薑半夏甘草人参湯之を主る。方。**

厚朴半斤炙、生薑半斤切、半夏半升洗、附子壹枚炮皮去り六片に破る

**右参味、水参升を以て煮て壹升弐合取り、滓を去り分け温めて参服す。**

［コメント］ 本条は、康平本の太陽病中篇六三条十四字詰と同様である。注・本方は、傷寒よりも雑病に多用されている。

**二四一条・悪寒せず、[※1]但熱す者は、実也。当に其の胃気を和す。[※2]小承気湯に宜し。**小字・方は承気湯門に見す。一に云調胃承気湯

［コメント］ 本条は、康平本の太陽病中篇六四条の四段目の条文に相当するが、※1は〝発汗の後、悪寒する者は虚す也。但熱する者は実する也〟である。※2は、〝調胃承気湯を与う〟である。千金翼は引用が疎誤。

重複

二四〇条・傷寒、脈浮、自汗出で、小便数、[※1]頗復微悪寒、而て脚攣急。反って桂枝を与え[※2]其の表を攻んと欲す。之を得て便ち厥し、咽乾、煩躁、吐逆す。当に甘草乾薑湯を作り、以て其の陽を復す。厥愈え、足温《あたた》まらば、更に芍薬甘草湯を作り、之を与う。[※4]其の脚即伸びる。[※5]而《しか》るに胃気和さずば、承気湯を与うべし。重ねて汗を発し、復、焼針を加える者は、四逆湯之を主る。

［コメント］　本条は、康平本の太陽病上篇二九条と同様である。※1は、〝心煩し、微悪寒し〟であり、※2は嵌註で〝其の表を攻めんと欲すは、此れ誤り也。〟であり、※3は〝甘草乾姜湯を作り之に与え、（傍註）・以て其の陽を復す。〟である。※4は康平本に無く、宋本には有る。※5は康平本に、〝若し胃気和せず、譫語する者は、小し調胃承気湯を与う。〟とある。

甘草乾薑湯　方

甘草四両炙、乾薑弐両

右弐味、水参升を以て煮て壹升を取り、滓を去り、分温再服す。

芍薬甘草湯　方
芍薬　甘草炙各四両
右弐味　水参升を以て煮て、壹升半を取り、滓を去り、分温再服す。

二四一条・凡そ病、若くは汗を発し、若くは吐し、若くは下し、若くは血を亡《うしな》い、津液無し。而も陰陽自和する者は、必ず自《おのず》から愈ゆ。

［コメント］　本条は、宋本、康平本共に無い。

二四二条・傷寒、吐下発汗後、心下逆満、気上って胸を撞《つ》く。起ば即頭眩し、其の脉沈緊、汗を発せば即経を動じ、身振揺を爲《な》す。茯苓桂枝白朮甘草湯之を主る。方。
茯苓四両、桂枝参両、白朮、甘草炙各弐両。
右肆（四）味、水陸（六）升を以て煮て参升取、滓を去り　分温参服す。

【コメント】　本条は、康平本の六四条の一段に相当する。康平本は宋本の六五、六六、六七の四条を一条分として六四条と一括してある。筍庵は宋本に従って此の条文を別条として読んでいる。

二四三条・※発汗吐下以後も解せず、煩躁す。茯苓四逆湯之を主る。方。
茯苓四両、人参壹両、甘草弐両炙、乾薑壹両半、附子壹両生皮去り八牛に破る。
右伍味、水伍升を以て煮て弐升取、滓を去り　柒合を温服す、日に参服
【コメント】　本条は、宋本の六七条（康平本の太陽病中篇六四条三段目）に相当するが、※は〝発汗若くは之を下して、病仍解せず〟とある。

二四四条・発汗吐下の後、虚煩し眠るを得ず《不》、劇き者《は》、反覆顛倒、心中懊憹す。梔子湯之を主る。若し少気には、梔子甘草湯之を主る。若し嘔す者は梔子生薑湯之を主る。　小字・梔子湯の方陽明門に見す。
梔子甘草湯　方。梔子湯中於《に》甘草弐両加う即ち是なり。

梔子生薑湯　方。梔子湯中於《に》生薑伍両加う即ち是なり。

［コメント］　本条は、康平本の太陽病中篇七四条の中段の条文に相当する。その前文に、〝発汗後、水薬口に入れ得ざるは、（傍註・逆と爲す）若し更に汗を発せば、必ず吐下し止まず〟がある。

二四五条・傷寒、下して後煩而《し》て、腹満、臥起安からず。梔子厚朴湯之を主る。

方、

梔子拾肆枚擘、厚朴肆両炙、枳実肆枚炙。

右参味、水参升半を以て煮、壹升半取、滓去り弐服に分けて壹服を温進する。快吐を得しば後服止む。

［コメント］　本条は、康平本の太陽病中篇七七条に相当する。

二四六条・下して以後、其れ汗を発せば、必ず振寒す。又、其の脉微細、然るゆえんの者は、内外倶虚す故也。

［コメント］　本条は、康平本の太陽病中篇七八条三段目にほぼ相当する。康平本は、〝之を下し、後、復汗を発せば、必ず振寒、脉微細。嵌註・然るゆえんの者は、内外倶虚すを以ての故也〟とある。千金翼は引用が疎漏。

二四七条・発汗若くは之を下し、煩熱し、胸中塞《ふさが》る者は、梔子湯証に属す。

［コメント］　本条は、康平本の太陽病中篇七五条に当る。

二四八条・下して後、復、其の汗を発す者は、則ち晝日煩躁し、夜眠らず、而《しこう》して安静、嘔せず、渇せず、而して表証無く、其の脉沈微、身に大熱無し。附子乾薑湯に属す。

方

附子壹枚生皮を去り擘（八）片に破る、乾薑壹両

**右弐味、水参升を以て煮て壹升を取り、滓を去り、頓服す。即安し。**

［コメント］　本条は、康平本の太陽病中篇七八条四段目に相当するが、康平本は、〃之を下して後、汗を発せば、晝日煩躁し、眠るを得ず、夜に而《し》て安静。嘔せず、渇せず、表証無く、脉沈微。身に大熱無き者は、乾姜附子湯之を主る。〃とある。

**二四九条・太陽病、先ず下し、而て愈えず。因《よつ》て復《また》其の汗を発し、表裏倶虚す。其の人因て冒す。冒家は当に汗出ずれば自《おのずか》ら愈ゆ。しかるゆえんの者は、汗出ずれば表和す故也。表和す故に之を下す。**

［コメント］　本条は康平本にも宋本にも無い。

**二五〇条・傷寒、医丸薬を以て大いに下して後、身熱去らず、微煩す。梔子乾薑湯之を主る。方。**

梔子拾肆枚擘、乾薑弐両

右弐味、水参升半を以て煮　壹升半を取　滓を去り　弐服に分けて服すに、壹服を温進する。快吐を得れば後服を止む。

[コメント]　本条は、康平本の太陽病中篇七八条の一段目に相当する。(康平本の七八条は条文が四段ある。) 吐剤の類といえる。

二五一条・脉浮数なるは、法当に汗を出《い》だ而《し》て愈ゆ。之を下し、則ち身体重くなり、心悸する者は、其の汗を発すべからず、当に自《おのず》から汗出で而《て》解す。然るゆえんは、尺中の脉微、此れ裏虚せり、須《すべから》く表裏を実し、津液自和し、自汗出でて愈ゆべし。

[コメント]　本条は、康平本の太陽病中篇四九条十四字詰にほぼ相当するが、千金翼の引用はやや疎漏。

二五二条・汗[※1]を発し、以後　桂枝湯を行《あた》うるべからず。汗出で而して喘す。大

**熱無きは、麻黄杏子石膏甘草湯を与う。**

**麻黄**肆両節を去る　**杏仁**伍拾枚皮尖を去る　**石膏**半斤砕　**甘草**弐両炙。

**右肆味、水柒升を以て先に麻黄を煮一二沸し、上沫を去り諸薬を内れ　煮て参升を取、滓を去り壹升を温服す、※2本云う黄耳杯と**

［コメント］　本条は、康平本の太陽病中篇六〇条十四字註に相当する。※1は、〝発汗後、喘家は更に桂枝湯を行《あた》うるべからず〟とある。千金翼は引用がやや疎漏。※2の方後の註は宋本に有るが、康平本には無い。

**二五三条・傷寒、吐下後七、八日、解せず、※1熱結んで裏に在り、表裏倶に熱し、時時悪風し、大いに渇し舌上乾燥而《し》て煩し、水数升を飲んと欲す。※2白虎湯之を主る。**小字・方は雑療中に見す。

［コメント］　本条は、康平本の一七〇条（陽明病篇）に相当する。※1は康平本の嵌註で、※2は〝白虎湯加人参湯之を主る。〟とある。千金翼は引用が疎誤。

二五四条・傷寒、吐下の後、未だ解せず、大便せざること五六日より十余日に至る。其の人、日晡所潮熱を発し、悪寒せず、猶鬼神之を見るが如し、之状劇き者は発すれば則ち人を識らず循衣妄撮《てつ》（まさぐる）怵惕（おそれる）し安からず。微喘、直視、脉弦の者は生く、渋の者は死す、微の者は「但発熱す」。譫語するは承気湯を与う。若し下る者は復服すこと勿れ

［コメント］　本条は、康平本の陽明病篇二一八条に相当するが、康平本は、※1は〝傷寒、若くは吐し、若くは下して後解せず。〟とある。※2は、〝独語し、鬼状を見るが如し。〟である。※3は〝循衣模牀〟である。※4は、傍註で〝脉弦の者は生き、濇の者は死す。微の者は但潮熱を発す〟とある。※5は〝大承気湯之を主る〟である。※6は、康平本の嵌註で、〝若し一服で利則ち止まば、則後服を止む。〟とある。

千金翼は引用の疎漏が多い。

二五五条・大いに下して後、口燥く者は、裏虚す故也。

［コメント］　本条は、康平本にも宋本にも無い。

## 霍乱病状　第六、

小字・壹拾証、方参首

［コメント］　傷寒論の目録には、

宋本には、〃弁脈法、平脈法、傷寒例、弁痓湿暍、三陰三病（太陽病上中下篇、陽明病、少陽病、太陰病、少陰病、厥陰病）、霍乱病、陰陽易差後労復病、発汗吐下可不可病、発汗吐下後病、〃の篇がある。

康平本には、痓湿渇、三陰三陽、霍乱、陰陽易差後労復病の篇のみで、宋本にある其の他の篇はない。

千金翼方巻九、巻十には、三陰三陽、傷寒宜忌、（忌発汗、宜発汗、忌吐、宜吐、忌下、宜下、宜湿、忌火、宜火、忌灸、宜灸、忌刺、宜刺、忌水、宜水、発汗吐下後病、霍乱病と、陰陽易差労復病相当の篇等多数がある。

**二五六条・問うて曰く、病に霍乱有り者《と》は何ぞや。答えて曰く、嘔吐し　而し**

て利す、此れ霍乱と爲す。

［コメント］　本条は、康平本は霍乱篇の冒頭の条文三八五条十三字詰に相当する。

二五七条・問うて曰く、病者、発熱、頭痛、身体疼痛、悪寒す。而して復吐利す。当に何病に属すべきか。答えて曰く、※当に霍乱と爲すべし。霍乱は、吐下利止むも復更に発熱する也と。

［コメント］　本条は、康平本の厥陰病、霍乱篇三八六条十三字詰に相当する。※は〝此れ霍乱と名づく、霍乱（康平本・鸖乱）は自《おの》ずから吐下す。又、利止むも、復発熱する也〟とある。

二五八条・傷寒、其の脉微渋、本是れ霍乱、今是れ傷寒、却《かえっ》て四五日、陰経上に至り、転じて陰に入る。当に利すべし。本素《もともと》嘔下利の者は治せず。若し其の人即大便せんと欲し、但反て失気而《し》て利せざる者は、是陽明に属すと爲す。※必ず、堅くとも十二日に愈ゆ。然るゆえんの者は、経竟る故也。

［コメント］ 本条は、康平本の厥陰病、霍乱篇三八七条十三字詰前半に相当する。※は〝便必ず鞕し、十三日に愈ゆ、然るゆえんの者は、経を尽す故也〟とある。康平本のこの条文に続いて、〝下利後、当に便鞕かるべし。鞕く、則ち能く食す者は愈ゆ。今反て食すこと能わざるは、後経中に到れば頗る能く食す。後一経を過ぎ、能く食し、之を過ぎて一日、当に愈ゆべし。愈えざる者は、陽明に属さざる也〟と論じていて、これが、千金翼の次の条になる。

**二五九条・下利の後は当に堅かるべし。堅くも能く食す者は愈ゆ。今反て食すこと能わず、後、経中に到れば頗る能く食す。※1一経に復し能く食す。之を過ぎて一日当に愈ゆべし。若し愈えざれば陽明に属さざる也。※2悪寒し、脉微、而《しこうし》て復利すは、利止み必ず亡血す。四逆加人参湯之を主る。方。**
**四逆湯中に人参壹両加う。即ち是なり。**

［コメント］ 本条は、康平本では、三八七条十三字詰の後半に相当する。※1は〝後、一経を過ぎ能く食し、之を過ぎ一日、当に愈ゆべし、愈えざる者は、陽明に属さざる也〟とある。※2は、康平本の次条三八八条に相当する。

千金翼は、康平本の三八七条の前半を前条（二五八条）に引用し、後半を本条（二五九条）に引用し、更に本条の末尾に康平本の三八八条を引用している。
康平本の条文自体が繁雑で、更に千金翼の引用が疎漏なため、文意が分りにくくなっている。

二六〇条・霍乱、而《しこう》して頭痛、発熱、身体疼痛、熱多く、水を飲まんと欲すは、五苓散之を主る。寒多く、水を用いざる者は、理中湯之を主る。方。小字・五苓散は結胸門に見す。

人参、乾薑、甘草炙、白朮各参両

右肆味、水捌（八）升を以て煮て参升取り、滓を去り　壹升温服す　日に参服

斉（臍）上築す者は、腎気の動と爲《な》す。朮を去り　桂肆両加う。吐多き者は朮を去り生薑参両加う。下利多き者は復朮を用う。悸す者《は》茯苓弐両加う。渇す者は朮を加え肆両半に至す。腹中痛む者は人参を加え肆両半に至る。寒に者《は》乾薑を加え肆両半に至る。腹満の者は朮を去り附子壹枚を加え、服薬の後、食頃の如きに熱粥壹升を飲み、自から温暖ならしめ、衣被を発掲すること勿れ。

壹方、蜜を和して雞黄の許大《おおきさばかり》の如きに丸じ、沸湯数合を以て壹丸を和し、

**研砕《さい》し、温服す。日に参夜に弐。腹中未だ熱せずば益《ま》すこと参肆丸に至る。然れども湯に及ばず。**

［コメント］ 本条は、康平本の厥陰病、霍乱篇三八九条に相当する。傷寒論は理中丸である。金匱要略・胸痺心痛短気病篇に有る人参湯が、傷寒論の理中丸と組成は同じで、胸痺（心筋梗塞など）に用いている。

千金翼方は理中湯の方の後に壹方として丸を論じ、方後の註に〃然れども湯に及ばず〃と云っている。

**二六一条・吐利止み、而《しこうし》して身体痛み休《や》まざるは、当に消息す、其の外を和解すべし。桂枝湯に宜し、※小し之を和す。**

［コメント］ 本条は、康平本・三八九条の方後の註の末尾に相当する。※は、傍註で〃小しく和し之を利す〃とある。

二六二条・吐利[※1]し汗出で、発熱、悪寒、四肢拘急、手足厥すは、四逆湯之を主る。既[※2]に吐し且利し、小便復《また》利し、而《しこう》して大汗出ず。下利清穀、裏寒外熱、脉微絶せんと欲す。四逆湯之を主る。

［コメント］　本条の※1は、康平本の厥陰病、霍乱篇三九〇条に相当し、※2は三九一条に相当する。

二六三条・吐已《おわ》り、下断ち、汗出で而《しこうし》て厥し、四肢[※1]解せず、脉微絶んと欲す、通脉四逆加猪胆湯之を主る。方。[※2]

通脉四逆湯中於《に》猪胆汁半合を加う　即ち是なり　之を服し其の脉即出ず。

猪胆無くば半胆を以て之に代う。

［コメント］　本方は、康平本の三九二条に相当する。※1は〝四肢拘急解せず〟であり、※2は、〝甘草炙二両　乾姜三両強人可四両　附子大者一枚　生去皮破八片　猪胆汁半合

右四味水三升を以て煮、一升二合取、滓去り、猪胆汁を内れ、分温再服す。傍註・脉即来る。

嵌註・猪胆無くば、羊胆を以て之に代う〟とある。

二六四条・吐利発汗し、其の人脈平、而《しこう》して小煩す。此れ新たに虚せり。穀気勝《まさ》らざる故也。

［コメント］ 本条は、康平本の三九三条に相当する。

以上、傷寒論の霍乱病篇。

## 陰易、病《やまい》已《いえて》後《のち》労復　第七（康平本の陰陽差後労復病）

小字・柒証壹、方四首、附方六首

二六五条・傷寒陰易の病爲《たる》、身体重く、少気、少腹、裏急、或は陰中に引いて拘攣し、熱胸に上衝し、頭重く挙るを欲せず《不》、眼中花を生じ、痂胞赤、膝脛拘急す。焼褌散之を主る。

方。婦人の隠に近き処の裏褌焼灰

右壹味、水に和し方寸七匕服す、日に参、小便即利し、陰頭微腫　此れ愈ゆと爲す。

［コメント］　本条は、康平本の弁陰陽易差後労復病篇の冒頭・三九四条十四字詰に相当する。方後の嵌註に、〃此れ愈えんと爲す、婦人の病は男子褌を取り焼服〃がある。

二六六条・大病已《い》えて後、労復、枳実梔子湯之を主る。方。

枳実参枚炙、豉壹升綿に裹《つつむ》、梔子拾肆枚擘、
右参味、酢漿※柒升を以て先に煎じ肆升取、次に弐味を内れ煮て弐升取、豉を内《い》れ煮て五六沸し滓を去 分温再服す。若し宿食有らば大黄搏碁子大の如き五六枚内れ 之を服す。愈ゆ。

［コメント］ 本条は、康平本の三九五条に相当する。※は〝清漿水七升を以て空煮し、四升を取り、枳実梔子を内れ〟である。

二六七条・傷寒、差已《い》えて後、更に発熱す。小柴胡湯之を主る。脈浮たる者《は》、汗を以て之を解す。脈※沈実 小字・一に緊に 作なる者《は》 下を以て之を解す。

［コメント］ 本条は、康平本の弁陰陽易差後労復病三九六条と三九七条の二条分に相当する。宋本は一条である。※は、康平本の〝脈沈実の者は、少し下すを以て之を解す〟である。

二六八条・大病已《い》えて後、腰以下水気有り、牡蛎沢瀉散之を主る。方。

牡蛎熬、沢瀉、蜀漆洗、商陸、葶藶熬、海藻洗、栝樓根各等分。

右柒味、擣きて散と爲し、方寸匕を飲服す、日に参服、小便即利す。

［コメント］　本条は、康平本の陰陽易差後労復病篇三九八条に相当する。

二六九条・傷寒解して後、虚羸、少気、気逆し、吐せんと欲す。竹葉石膏湯之を主る。方。

竹葉弐把、半夏半升洗、麥門冬壹升心去、甘草炙、人参各弐両、石膏一斤碎　粳米半升

右柒味、水壹斗を以て煮て陸升取、滓を去り、粳米を内れ熟湯と成し、壹升を温服す、日に参服。

［コメント］　本条は、康平本の四〇〇条に相当する。

二七〇条・大病已えて後、其人喜唾久久に了たらず。[※1]胸上塞有り、[※2]当に之を温

む。理中丸に宜し。

［コメント］ 本条は、康平本の陰陽易差後労復病篇三九九条に相当する。※1は〃喜唾久しく了々たらず〃とある。※2は傍註で〃胸上塞有り、当に丸薬を以て之を温むるべし〃である。

二七一条・病人脈已《い》え解し、而て日暮に微煩《しこうし》する者は、病新たに差《い》えるを以て、人強《し》いて穀を与え、脾胃の気尚弱く、穀を消すこと能はざる故微煩せ令《し》む。穀を損《へら》さば即愈ゆ。

［コメント］ 本条は、康平本の四〇一条十四字詰に相当する。本条で、千金翼の傷寒論引用は了る。

あとがき——

# 著者・筍庵のひとりごと

日本漢方古方派は、傷寒論を基底とし、外台秘要と千金方を参考にしている。千金翼方は、千金方の姉妹篇で、その巻九、巻十は傷寒を論じた篇である。これを、現伝の傷寒論と対照にしながら読んでみた。

対照に用いた傷寒論のテキストは、日常親炙している康平傷寒論とした。そして、必要部位は、宋版傷寒論と照合した。

そしたら、千金翼方の記載に、傷寒論と異る記述のあることが、少なからずみられた。その場合、両書を照合して検討してみた。そして、臨床の実際に照しても、ほぼ全例に於いて、傷寒論の記述が当を得ていると思われた。

千金翼方が編纂された唐の時代には、尚、未だ傷寒論の原本が、何種か残存していたであろうか。千金翼方は、その中の一書を底本として、編纂に引用したであろう。その底本は、現伝の傷寒論と齟齬する個所があったのではなかろうか。

なおまた、千金翼方には、本論の後に、附随する論篇が多数篇ある。その中には、宋版傷寒論に無い篇がある。康平傷寒論は、無い篇が更に多い。

そしてまた、宋版傷寒論にある多くの条文が、千金翼方には無いものがある。

これらの相異は、編纂者の取捨選択だったと言うより、基底本が異ったのだと、筍庵は思う。

昔、傷寒論は、複数の異本がまだ残っていたのではないだろうか。夢のまた夢。

こうしてみて見たら、なんと、康平本・康平傷寒論の記載が最も当を得ていると思われて仕方なかった。

〔著者略歴〕
**山田 光胤**（やまだ・てるたね）
本名 照胤（てるたね） 号 筍庵（じゅんあん）
大正13年、東京生まれ。昭和26年、東京医科大学卒業。医学博士。漢方医学は医学生時代から、後に岳父となった大塚敬節先生について学ぶ。昭和32年、日本最初の漢方医療施設・医療法人金匱会・中将湯ビル診療所の創立時より勤務し、爾来漢方ひとすじ。所長を経て、現在名誉所長・理事長（金匱会診療所と改称）。日本東洋医学会・理事・会長、第40回学術総会会頭、第6回国際東洋医学会会頭、第60回日本東洋医学会学術総会名誉会頭等を歴任し、現在名誉会員。

# 千金翼方と傷寒論

2018年3月16日　第1刷発行

著　者　山田 光胤
発行者　谷口 直良
発行所　㈱たにぐち書店
〒171-0014　東京都豊島区池袋2−68−10
TEL. 03−3980−5536　FAX. 03−3590−3630

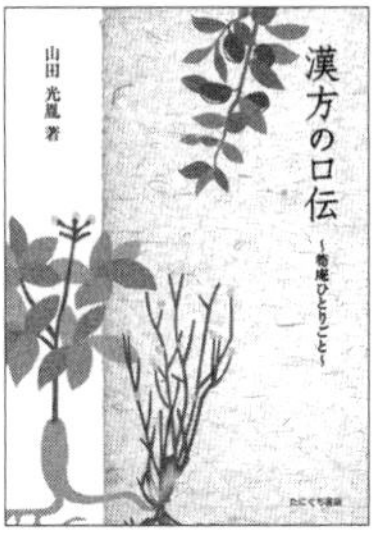


# 漢方の口伝 ~筍庵ひとりごと~

山田光胤 著　Ａ５判／４４８頁／本体５、０００円＋税

山田光胤先生が『月刊漢方療法』創刊2号から13年に亘り毎月連載している巻頭コラム「筍庵ひとりごと」132回分を、「口訣集」「日本漢方史」「随想集」に分けて再編集。大塚敬節先生に師事し、現在の日本漢方界を主導する先生が後進のために伝えたい口伝に加え、現在に至る来し方と日々の想いを纏めた必読の一書。

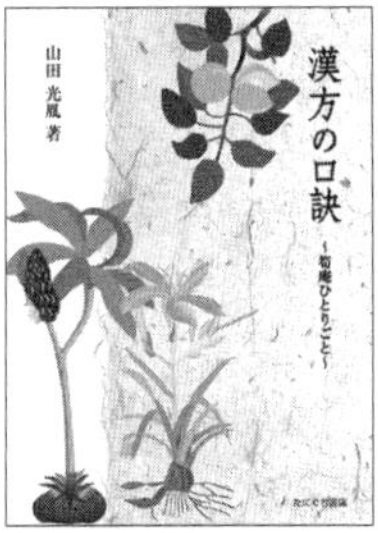


# 漢方の口訣 ~筍庵ひとりごと~

山田光胤 著　Ａ５判／１９２頁／本体３、５００円＋税

大塚敬節先生に師事、現在の日本漢方界を主導する山田光胤先生が『月刊漢方療法』に連載されている巻頭コラム「筍庵ひとりごと」２００９年から２０１４年に至る66回分をまとめたものである。日本漢方の臨床・研究に欠かせない必読の書。

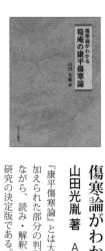

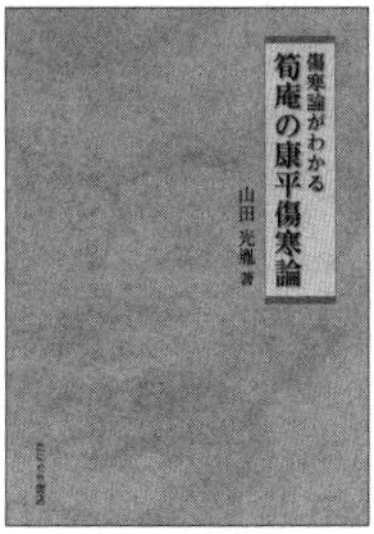


# 傷寒論がわかる 筍庵の康平傷寒論

山田光胤 著　Ａ５判／２２２頁／本体４、０００円＋税

『康平傷寒論』とは大塚敬節先生が昭和11年に世に出された『傷寒論』の一書。原文と後世加えられた部分の判別が容易で傷寒論の原型を窺うことができる。本書は原文を読み解きながら、読み・解釈のみならず著者長年の臨床経験に基づくコメントを逐次加えた傷寒論研究の決定版である。

**お申し込み・お問い合せ**

**たにぐち書店　TEL. 03－3980－5536　FAX. 03－3590－3630**